国家卫生健康委员会"十四五"规划教材

全国中等卫生职业教育教材

第2版

供眼视光与配镜专业用

眼镜门店营销实务

主　编　刘科佑　连　捷

副主编　王翠英　党艳霞

编　者（以姓氏笔画为序）

王翠英（天津职业大学）

付子芳（青海卫生职业技术学院）

伍超明（广州市财经商贸职业学校）

刘科佑（深圳职业技术学院）

连　捷（星创眼镜(上海)有限公司）

闵国光（深圳第二高级技工学校）

张　朋（豪雅(上海)光学有限公司）

赵东达（博士眼镜连锁股份有限公司）

赵安山（宝岛眼镜公司）

钟易民（视觉生活杂志）

党艳霞（北京市商业学校）

崔耀珍（上海拜诺视觉科技有限公司）

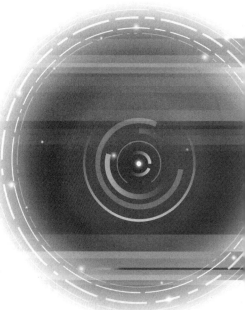

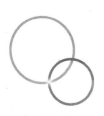

人民卫生出版社

·北京·

图书在版编目（CIP）数据

眼镜门店营销实务 / 刘科佑，连捷主编 . —2 版 . —北京：人民卫生出版社，2022.7（2024.11重印）

ISBN 978-7-117-33131-9

Ⅰ. ①眼… Ⅱ. ①刘… ②连… Ⅲ. ①眼镜 – 专业商店 – 商业经营 – 中等专业学校 – 教材 Ⅳ. ①R717.5

中国版本图书馆 CIP 数据核字（2022）第 085066 号

人卫智网	www.ipmph.com	医学教育、学术、考试、健康，购书智慧智能综合服务平台
人卫官网	www.pmph.com	人卫官方资讯发布平台

眼镜门店营销实务

Yanjing Mendian Yingxiao Shiwu

第 2 版

主　　编：刘科佑　连　捷
出版发行：人民卫生出版社（中继线 010-59780011）
地　　址：北京市朝阳区潘家园南里 19 号
邮　　编：100021
E - mail：pmph @ pmph.com
购书热线：010-59787592　010-59787584　010-65264830
印　　刷：三河市国英印务有限公司
经　　销：新华书店
开　　本：850×1168　1/16　　印张：16
字　　数：340 千字
版　　次：2016 年 1 月第 1 版　　2022 年 7 月第 2 版
印　　次：2024 年 11 月第 3 次印刷
标准书号：ISBN 978-7-117-33131-9
定　　价：55.00 元

打击盗版举报电话：010-59787491　E-mail：WQ @ pmph.com
质量问题联系电话：010-59787234　E-mail：zhiliang @ pmph.com
数字融合服务电话：4001118166　E-mail：zengzhi @ pmph.com

出 版 说 明

为全面贯彻党的十九大和十九届历次全会精神，依据中共中央办公厅、国务院办公厅《关于推动现代职业教育高质量发展的意见》要求，更好地服务于现代卫生职业教育高质量发展的需求，适应党和国家对眼视光与配镜技术职业人才的需求，贯彻《"党的领导"相关内容进大中小学课程教材指南》文件精神，全面贯彻习近平总书记关于学生近视问题的重要指示批示精神，全面落实《儿童青少年学习用品近视防控卫生要求》（GB 40070—2021）国家标准要求，人民卫生出版社在教育部、国家卫生健康委员会的指导和支持下，启动全国中等职业学校眼视光与配镜专业第三轮规划教材修订工作。

本轮教材全面按照新国家标准《儿童青少年学习用品近视防控卫生要求》（GB 40070—2021）进行排版和印刷：正文排版用字从上版的 5 号宋体字调整为小 4 号宋体字，行间距从 2.0mm 调整为 3.0mm；内文纸张采用定量 $70.0g/m^2$ 的胶版纸；其他指标如纸张亮度、印刷实地密度值、套印误差均达到新国标要求，更利于学生健康用眼、健康学习。

本轮眼视光与配镜技术专业规划教材修订工作于 2021 年底启动。全套教材品种、各教材章节保持不变。人民卫生出版社依照最新学术出版规范，对部分科技名词、表格形式、参考文献著录格式进行了修正；对个别内容进行调整，加强了课程思政内容，以更好地引导学生形成正确的人生观、价值观和世界观；根据主编调研意见进行了其他修改完善。

本次修订时间较短，限于水平，还存在疏漏之处，恳请广大读者多提宝贵意见。

人民卫生出版社

眼视光与配镜专业第二轮规划教材
编写说明

为全面贯彻党的十八大和十八届三中、四中、五中全会精神,依据《国务院关于加快发展现代职业教育的决定》要求,更好地服务于现代卫生职业教育快速发展的需求,适应卫生事业改革发展和对眼视光与配镜技术职业人才的需求,贯彻《医药卫生中长期人才发展规划(2011—2020年)》《现代职业教育体系建设规划(2014—2020年)》文件精神,人民卫生出版社在教育部、国家卫生和计划生育委员会(简称"卫计委")的指导和领导下,按照教育部颁布的《全国中等职业学校眼视光与配镜专业教学标准》(简称《标准》),在全国验光与配镜职业教育教学指导委员会(简称"行指委")直接指导下,经过广泛的调研论证,成立了全国中等职业学校眼视光与配镜专业教材建设评审委员会,启动了全国中等职业学校眼视光与配镜专业第二轮规划教材修订工作。

为了全方位启动本教材的建设工作,经过了一年多调研,在卫计委和验光与配镜行指委的领导下,于2015年4月正式启动了本轮教材的编写工作。本轮教材的编写得到了广大眼视光中职院校的支持,涵盖了14个省、自治区、直辖市,28所院校及企业,共约60位专家、教师参与编写,充分体现了教材覆盖范围的广泛性,以及校企结合、工学结合的理念。

本轮眼视光与配镜技术专业规划教材与《标准》课程结构对应,含专业核心课和专业选修课。专业核心课教材共6种,将《标准》中的验光实训和定配实训内容分别并入《验光技术》和《定配技术》教材中;考虑到眼视光与配镜技术专业各中职院校教学情况的差别,以及各选修课的学时数量,经过评审委员会讨论后达成一致意见,增加2门专业选修课教材《眼病概要》和《人际沟通技巧》,其中《眼病概要》含全身疾病的眼部表现内容。

本套教材力求以学生为中心,以学生未来工作中会面临的任务和需要的能力为导向,适应岗位需求、服务于实践,尽可能贴近实际工作流程进行编写,并以"情境"和"任务"作为标题级别,代替传统的"章"和"节"。同时,在每一"情境"中设置"情境描述""知识准备""案例"等模块,将中高职衔接的相关内容列入"知识拓展"中,以达到"做中学"、学以致用的目的。同时为方便学生复习考试,增加"考点提示",提高学生的考试复习效率和考试能力。

本系列教材《验光技术》《定配技术》《眼镜门店营销实务》《眼视光基础》《眼镜质检与调校技术》《接触镜验配技术》6 本核心教材和《眼病概要》《人际沟通技巧》2 本选修教材将于 2016 年全部出版。

2015 年 10 月

第 1 版前言

在国家教育部、卫计委、人民卫生出版社等领导的关怀和支持下，在各中等职业学校眼视光与配镜行业同仁的期待中，在眼视光技术高职院校各位专家的大力帮助下，由人民卫生出版社组织，经过全体编委的艰苦努力，本教材终于问世了。

本教材更加贴近企业对人才的需求，使学生的学习更加具有主动性。我们的编写团队在编写教材之前，不仅对眼镜企业所需要的中职学生的销售岗位所具备的基本知识和技能进行了大量的调研，而且也对中职学校眼视光与配镜专业学生的学习能力进行了广泛的调研。全体编委经过努力分析，找出了中职院校眼视光与配镜专业学生在学校学习期间应该掌握的有关营销方面的知识与提高实践能力的方向。

本教材的编写思路遵循积极调动学生的主观能动性，学生自主学习，教师辅助指导的编写原则，从基础理论、基本知识、基本技能三个方面入手，充分体现思想性、科学性、实用性、启发性和趣味性。本教材共五大模块，其中临床教学图片 173 张，临床案例分析 75 个，眼镜门店真实岗位情境模拟视频 8 个，共计 35 万字。

为了给全国中职学校眼视光与配镜专业的教师和学生奉献一本质量上乘的《眼镜门店营销实务》，一些眼镜企业和院校教师给予本教材无私帮助和大力支持（提供了大量眼镜门店教学图片和教学资料），在此真诚地、郑重地、一并地提出感谢：博士眼镜连锁股份有限公司范勤总经理、瑞之路（厦门）眼镜科技有限公司周贤建先生和王浩（项目专员）、香港《视觉生活杂志》主编秦志文先生、深圳市高级第二技工学校羊红军老师。

本教材在编写过程中，由于时间紧迫、资源和经验有限，难免会出现一些不足之处，希望专家和学者给予批评和指正，也衷心希望教师在教学时给予正面说明和引导。

最后，再次向各级领导、同仁以及所有支持我们的人表示最诚挚的感谢，同时特别感谢广州商贸职业学校刘念部长和天津职业大学眼视光工程学院高雅萍院长的鼎力支持和帮助。大家的帮助和支持，是本教材出版的坚强后盾。

全体编者

2015 年 9 月

目 录

第一篇 店 铺 认 知

第二篇 眼 镜 产 品

第一篇 店铺认知

认知眼镜行业

　　眼镜是矫正视力和保护眼睛的商品,它的销售门店也不同于其他一般商品的销售店铺,是专门提供验光配镜以及各种眼镜及其相关产品销售的场所。由于用眼镜矫正近视、远视等屈光不正的方法很早就为人们所认识,因此,眼镜店也有着悠久的历史和丰富的运营经验。相比于其他商铺,眼镜门店的特殊性主要体现在其需要具备专业的技术人员、专业的设备及特殊的环境,这样才能达到为不同屈光状态的顾客选配不同的眼镜的专业需求。因此,根据顾客的需求作出合理的度数调整、能够正确地为顾客选择适合的眼镜,不仅是验光与配镜行业从业人员能力的反映,更是专业服务的体现。

任务一　认知眼镜店类型

一、情境导入

　　一位眼镜店的新员工被公司安排到市中心繁华商业圈里的一家分店。这位员工为了对该行业进行了解,在入职前走访了许多眼镜门店。结果他发现原来眼镜门店有很多种经营的方式,很多不同种类的店铺。

　　作为未来将要入职眼镜行业的你,请回答以下问题:

　　1. 你能区分店铺类型吗?

　　2. 你能描述店铺风格的特点吗?

　　3. 你能够根据经营方式判断店铺的类型吗?

二、学习目标

1. 具备区分店铺类型的能力。

2. 具备区分店铺风格特点的能力。

3. 具备根据经营方式判断店铺类型的能力。

三、任务描述

一位眼镜店新入职的员工,为了更好地了解自己将要从事的行业,走访了市内各大类型的眼镜店铺,并且将店铺按自己搜集到的资料分成几大类型,明确了自己将要进入的门店定位。

四、知识准备

眼镜销售行业不同于其他的普通销售行业,其销售门店呈多元化,可以是商业的形式也可以是医疗的形式。

(一) 眼镜店的定位

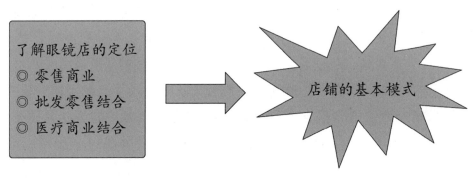

了解眼镜店的定位
◎ 零售商业
◎ 批发零售结合
◎ 医疗商业结合

➡ 店铺的基本模式

(二) 满足不同顾客的需求

了解顾客需求
◎ 普通成人更换或购买眼镜
◎ 大批量或团体购进
◎ 家长带小孩配镜
◎ 时尚人士,经常更换
◎ 斜弱视患者配镜

➡ 不同需求的顾客会选择不同类型的店铺

(三) 相关知识准备

常见店铺类型及基本特点:

1. **传统眼镜店** 主要销售各种眼镜架、眼镜片、太阳眼镜、软性角膜接触镜及眼镜相关产品的店铺,是市面上最多见的店铺类型。店里提供验光服务,部分门店提供常规眼部健康检查,如裂隙灯显微镜常规检查,少数门店内设有加工厂。

传统店的分类:个体单店、连锁店、加盟店、品牌店。

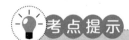
💡 考点提示

眼镜店的分类,主要的经营理念。

经营范围:眼镜架、眼镜片、太阳眼镜、软性角膜接触镜及眼镜相关产品。

地理位置:购物广场、临街商铺、生活小区。

提供服务:清洗、调校眼镜、视力检查、眼部健康检查、验光服务。

消费群体:普通大众。

2. 医疗商业结合店　包含医学验光配镜,双眼视功能检查及异常处理,斜视、弱视诊断治疗,青少年近视发病原理及解决方案等项目,专业验配各类框架眼镜、软性角膜接触镜、硬性透氧性角膜接触镜、角膜塑形镜等产品。

医疗商业结合分类:民营、医院直属。

经营范围:为视力健康提供解决方案的视光服务。如视觉健康检查、视功能训练、青少年近视防控、视疲劳缓解与消除、角膜塑形术、RGP 镜验配、医学验光配镜等。

地理位置:医院或医院附近。

提供服务:全方位的专业眼部检查服务。

消费群体:高端人群。

3. 快时尚店　以年轻群体为主,销售各类时尚镜架及太阳眼镜,提供验光配镜服务,即配即取半小时内取镜。快时尚以"快、狠、准"为主要特征,引领时尚潮流。

"快"是指门店始终追随当季潮流,新品到店的速度奇快,橱窗陈列更新快。这一特点让追求时髦的人趋之若鹜,扎堆采购。

"狠"是指品牌间竞争激烈,且消费者购买快时尚商品具有追求品牌的消费心理。

"准"是指设计师眼光准。设计师能判断近期潮流趋势,在短时间内设计出各式新潮的东西;消费者挑选商品时,看准了就买,绝不迟疑。

经营范围:眼镜架、眼镜片、太阳镜。

地理位置:购物中心,商场,消费较高处。

提供服务:验光配镜、太阳镜、清洗调校、维修(一般只服务自家商品)。

消费群体:年轻、追求时尚的消费人群。

五、实施步骤

1. 通过实地考察、网上查资料。

2. 从地理位置、经营范围、提供服务和消费群体去了解。

(1) 常见的店铺类型有哪些?

(2) 除上述几种店铺以外是否还有其他类型的门店?

(3) 不同类型的店铺的经营范围和提供的服务有什么不同?

3. 学生分组、讨论、归纳,教师指导。

店铺分类	店铺特点	工作对象	工作内容

4. 学生练习

(1) 通过观摩现场、上网查阅学习后,认知眼镜店铺的特征,了解店铺的分类、地理位置和消费群体等。

(2) 每组尝试手绘一张有店铺类型代表性的平面图,提出学习问题。

5. 教师就学习内容总结提炼。

六、练习及评价

1. 店铺类型可分为( )、( )、( )。

2. 传统眼镜店特征是( )、( )、( )。

医疗商业结合店的特征是( )、( )、( )。

快时尚店特征是( )、( )、( )。

3. 角色训练

(1) 请小组派代表上台,并通过各种方式展示所认知的信息,其他组学生点评。

(2) 学生分组,两组为一队,为对方组员介绍店铺的类型及经营的范围和可提供的服务。

(3) 用桌子和椅子作为模拟场景道具。

(4) 教师从旁指导。

4. 根据店铺的类型,请与相关项连线(可多选)。

医疗商业结合店　　　　　　角膜接触镜护理液

社区眼镜店　　　　　　　　最新款太阳眼镜

快时尚店　　　　　　　　　RGP 镜验配

连锁店　　　　　　　　　　青少年近视防控

七、本课程实施过程的常见问题

1. 学生不容易掌握店铺的经营范围。

2. 在实地考察中较容易混淆店铺所属类型。

八、知识拓展

眼镜门店资质——眼镜店所需要的证照:眼镜店所售的商品均带有专业技术性,所以普通商业零售店铺需要办理的证照称为普通证照,有些证照是只有眼镜店需要办理的称为专业证照。一般眼镜店所需要办理的证照可分为以下三大类:

(一) 普通证照

营业执照:是商家非常权威的资质证明之一,是企业或组织合法经营权的凭证。所有商家均需有此证照才具备营业的资格,没有办理此证照者属于不合法经营。

组织机构代码证:组织机构代码是对中华人民共和国境内依法注册、依法登记的机关、企事业单位、社会团体和民办非企业单位颁发一个在全国范围内唯一的、始终不变的代码标志。

税务登记证:是从事生产、经营的纳税人向生产、经营地或者纳税义务发生地的主管税务机关申报办理税务登记时,所颁发的登记凭证。

(二) 专业证照

眼镜产品生产许可证:眼镜产品是国家强制产品,必须办理眼镜生产许可证。自2006年11月起,国家质量监督检验检疫总局(以下简称国家质检总局)规定,在中华人民共和国境内生产所规定的验配眼镜等产品,应当依法取得生产许可证。任何企业未取得生产许可证不得生产所规定的验配眼镜等产品。细则中所规定的主要指配装眼镜。部分城市眼镜店若要加工及销售配装眼镜,必须取得加工生产许可证。

医疗器械经营许可证:是医疗器械经营企业必须具备的证件。自2005年9月起,国家药品监督管理局规定角膜接触镜属于第三类医疗器械。要销售医疗器械须申请取得医疗器械经营许可证。因此,眼镜店若要销售角膜接触镜,就必须依法取得医疗器械经营许可证。

(三) 资格证书

职业资格证:即职业资格证书,是表明劳动者具有从事某一职业所必备的学识和技能的证明。它与职业劳动活动密切相关,反映特定职业的实际工作标准和规范。自1999年起,国家人力资源和社会保障部规定验光配镜人员须持证上岗。验光人员必须获得验光员资格证书,加工人员必须获取定配工职业资格证书,才能够从事验光配镜工作。

●● 本任务小结 ●●

主要是通过实地考察、网上查阅资料,使学生认知店铺的种类以及经营的概念。

练习题

1. 儿童验光除医院以外还可以选择

　　A. 传统眼镜店　　　　　　　　　　B. 医疗商业结合店

　　C. 快时尚店　　　　　　　　　　　D. 品牌店

2. 需要购买新款眼镜框,配镜即买即取的是

　　A. 传统眼镜店　　　　　　　　　　B. 医疗商业结合店

　　C. 快时尚店　　　　　　　　　　　D. 品牌店

任务二　认知店面环境

一、情境导入

　　一位眼镜店的新员工,通过走访不同的眼镜门店,了解有传统店、医疗商业结合和快时尚店的分类后,发现不同类型店铺的外部环境与内部环境都有着不同的特色。作为未来将从事眼镜行业的你

　　1. 能描述不同类型店铺的外部环境吗?

　　2. 能描述不同类型店铺的内部环境吗?

　　3. 能够区分不同类型店铺的功能分区吗?

二、学习目标

　　1. 具备区分不同类型店铺外部环境的能力。

　　2. 具备区分不同类型店铺风格特点的能力。

　　3. 具备区分不同类型店铺的功能分区的能力。

三、任务描述

　　一位眼镜店的新员工,经过实地走访认知了眼镜门店的分类,为了更好地认识即将要进入的工作环境,需要对各类型门店的店面环境作进一步的了解。

四、知识准备

　　眼镜销售行业不同于其他的普通行业销售,销售的商品都具有专业技术性,店铺的经营方式也有所不同,不同类型的店铺内外环境也有着很大的区别。

　　眼镜店面外部环境

1. 门面外观 眼镜店的外观是体现眼镜店的定位和风格的关键,能给顾客一个整体的感觉,很多时候顾客将会依自己的直观感受来判断一家眼镜店的风格和档次。

2. 出入通道 设计合理的出入通道能将商品充分地展示,有效地梳理店里的人流量,对商品的销售有着重要的影响。

3. 店面的招牌 招牌是店铺的名称,也是门店的标志。它的作用是吸引消费者的注意,是最基本的广告宣传。

4. 店面的橱窗 眼镜店的橱窗是非常重要,是整个门店总体设计装饰的重要部分,一般顾客进店前都会浏览一下橱窗,它是顾客近距离接触门店的第一个位置。它对眼镜商品介绍、宣传、活动推广和消费的促进有着举足轻重的作用。

相关知识准备

1. 传统眼镜店 传统眼镜文化积淀深厚。它的门店外观古朴殷实,在顾客的心目中形成了固定的模式,也可以说是一个地区性的标志。所以比较能够吸引顾客。

(1) 营业面积:约 $10m^2$ 至 $300m^2$ 不等,以一家常规的眼镜门店举例。

(2) 营业环境:墙面贴有宣传海报,作用是告知顾客优惠活动和展示品牌、企业形象、广告宣传。店内的装修,包括天花板、墙壁、地板、灯光、色调等设计,根据企业文化而设定。

(3) 功能区分布:一般可分为销售区、收款区、验光区、角膜接触镜试戴区。部分面积较大的门店可以加设库存区、加工配装维修区、员工休息区等,具体功能分区是要因店铺的面积而定。

(4) 销售区域:

1) 橱窗:摆设有店铺主打眼镜款式,可有眼镜架、太阳眼镜及角膜接触镜。同时配有广告宣传立牌,品牌专用的宣传道具。

2) 背柜:展示最新款式的太阳眼镜、光学镜架的位置,一般配有广告牌展示或装饰物(应不同的节日会配搭不同的装饰)。

3) 地柜:展示眼镜架的位置,也称作岛柜。不同风格的店铺会摆放不同类型不同档次的镜架,以品牌、类型或材料区分摆放位置。

4) 品牌专柜:只摆放一个单一的品牌,货柜按品牌文化设计。

5) 展示柜:一般展示当前最时尚或者店家主推的款式或品牌。

(5) 验光区域:专业验光仪器设备。一般来说验光室没有特殊的要求,但要有足够的长度,视力检查至少要达到 5m,不够的话可以通过放置平面镜以保证,同时验光室宜使用间接光源,空气流通、整洁清静。

(6) 角膜接触镜试戴区:配有流动水洗手、烘干机、桌椅、镜子及护理产品等。

(7) 收款区:设有电脑、打印机、POS 机、验钞机,部分门店设有场内监控系统。

(8) 库存区:店内小型仓库。一般店里只存放眼镜架、太阳眼镜、角膜接触镜及其护理产品,镜片存货取决于是否有加工区的设立。

(9) 配装加工区:专业眼镜配装设备。(配镜室里面装有很多精密的仪器、配件、消毒水池等,因此通常装修价格较高,注意对仪器的维护。)

2. 医疗商业结合店 医疗商业结合店与传统眼镜店铺有所差别,中心内设有眼视光专家、眼科专家坐诊。在专业技术和业务咨询上给予门店强而有力的支持,因此医疗商业结合在顾客心中相对传统眼镜店铺较为专业和规范。与传统眼镜店的区别是,所有检查项目均需收费。

(1) 营业面积:约 500m² 至 2 000m² 不等,以一家常规的门店中心举例。

(2) 营业环境:整体设计风格接近诊所,医院的感觉,具有很明显的视光行业特征。

(3) 功能区分布:一般可分为导诊分诊区、散瞳区、验光区、特殊检查区、诊疗区、功能训练区、角膜接触镜试戴区、加工配装维修区、收款区。

1) 导诊分诊区:导诊台,候诊大厅配有座椅、彩电或大屏幕电子排队叫号。

2) 散瞳区:滴散瞳药水等候视力检查。

3) 验光区:医学验光,设有多个验光室,配备专业仪器设备。

4) 特殊功能检查区包括:对比敏感度检查、角膜地形图、A 超、泪膜检查、角膜内皮检查等。

5) 诊疗区:专业诊疗仪器设备,视光医生坐诊。

6) 功能训练区:专业视功能训练设备。

7) 角膜接触镜试戴区:设有多个专业的试戴区域,室内配有流动水、烘干机、桌椅、镜子及护理产品等。

8) 收款区:收款、电脑设备,均有记录顾客电子病历及个人资料库。

3. 快时尚店 快时尚眼镜店是在传统眼镜店衍生出的一种新型业态的经营模式,快销与时尚的结合让快时尚有如它的名字一般在市场上迅速蹿红,快时尚作为一种新兴的经营模式,让"快"与"时尚"元素巧妙结合,"快、狠、准"是快时尚永恒不变的基调。

营业面积约 80m² 至 120m² 不等,以一家常规的快时尚店举例,特点及区域分布如下。

(1) 经营环境:墙面贴有宣传海报,作用是告知顾客优惠活动和展示品牌、企业形象、广告宣传。装修简约,色彩搭配时代感强,开放自选销售模式。

(2) 功能区分布:与传统眼镜店有所区别,一般设有销售区、收款区、验光区和加工区。具体功能分区是要因店铺的经营范围而定。

(3) 销售区域:快时尚以开放式,自选为主,没有传统模式的岛柜。场内设有橱窗、背柜、展示柜、自选柜。

(4) 收款区:收款柜台配有电脑、打印机、POS 机、音响设备。

> **考点提示**
>
> 各类型眼镜店面外部环境、内部环境的区别。

五、实施步骤

（一）实地考察不同类型店铺的内外环境。

（二）根据店面的营业面积、装修风格、功能区分布认识不同类型门店的外部与内部环境。

1. 常见的店铺内外环境设计有哪些？

2. 除上述几种设计以外是否还有其他类型的设计？

3. 能否根据顾客的不同需要来为顾客选择一家适合他的眼镜店铺？

（三）学生分组、讨论、归纳、教师指导

店铺环境	环境特点	功能分布

（四）学生练习

1. 学生分组展示所了解到不同类型门店的外部与内部环境。

（1）请每组派两名以上代表上台，与其他学生讨论。

（2）出示店铺内外照片，提出学习问题。

2. 学生填空训练。

（五）教师就学习内容总结提炼。

六、练习及评价

（一）店铺外部环境有（　　　　）、（　　　　）、（　　　　）、（　　　　）、（　　　　）、（　　　　）。

（二）隐形眼镜配戴体验区的特征是（　　　　）、（　　　　）、（　　　　）。
验光区的特征是（　　　　）、（　　　　）、（　　　　）。

（三）角色训练

通过实地考察学习后，说出不同类型门店的外部与内部环境的特点，根据店面的营业面积、装修风格、功能区分布认识店面环境。

1. 将全班同学分为多个小组，分组上台展示所了解到的店铺，组内要分有负责展示和负责解说的同学，其余同学留心听讲，作出评价。

2. 用多媒体(PPT、视频、照片)或手绘图片作演示解说。

3. 教师从旁指导。

七、本课程实施过程的常见问题

1. 学生不容易明白店铺的内外环境设计与店铺档次的关系。

2. 讲述功能分区的能力稍欠缺。

八、知识拓展

单一品牌专卖店:经营单一品牌,以品牌文化布置设计门店,包括店内外以品牌经营理念设计。当中的设计有别于一般的眼镜店,设计围绕着一个品牌是比较有特色和高端的卖场。

多品牌综合店:经营多个品牌,一般传统眼镜店都以这种形式为主,店铺内外设计与眼镜公司的文化息息相关,大体以眼镜公司的经营理念设计。

●● 本任务小结 ●●●

主要是通过实地考察工作场景,使学生掌握不同类型店铺的店面环境以及功能分区。

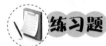

1. 以下没设置角膜接触镜试戴区的是

A. 社区店　　　　B. 快时尚店　　　　C. 医疗商业结合店　　D. 连锁店

2. 以下类型中,整体设计风格接近诊所或医院的感觉的是

A. 社区店　　　　B. 快时尚店　　　　C. 医疗商业结合店　　D. 连锁店

任务三　认知店面设备

一、情境导入

每家眼镜门店都应配备各种专业仪器设备,但在不同类型的店铺里会有不同的仪器设备吗? 是的,仪器设备也会跟随店铺的类型、规模而配备,但一般眼镜门店有哪些必需的仪器设备呢? 作为未来优秀的眼镜从业人员的你

1. 能区分仪器设备的种类吗?

2. 能描述常用仪器设备的用途吗?

3. 能够描述店铺内仪器设备摆放的位置吗?

二、学习目标

1. 具备区分仪器设备种类的能力。
2. 具备区分仪器设备用途的能力。
3. 具备区分店铺内仪器设备摆放位置的能力。

三、任务描述

每家眼镜门店都设有很多的专业仪器设备,作为一位新入职的员工,要通过了解仪器设备的用途,认识仪器的功能和合适摆放的位置。

四、知识准备

眼镜销售行业不同于其他的普通行业销售,一家眼镜店是需要配备多种专业仪器设备来支持基本运营的,普通的眼镜销售人员与专业技术人员的区别就是,专业技术人员既熟悉各种仪器设备的使用,也能熟练使用各种仪器设备为顾客做各样的检查。

(一) 仪器的种类

验光仪器设备、加工仪器设备、辅助检查设备。

(二) 仪器的保养

保持清洁、定期维护、按时送检。

(三) 相关知识准备

1. 验光的基本设备 如图 1-1-3-1。
2. 眼镜加工的基本设备 如图 1-1-3-2。
3. 辅助检查设备 角膜接触镜检查流程所需的仪器设备如图 1-1-3-3。

电脑验光仪如图 1-1-3-4,用于一般眼屈光不正的初步检查,部分型号仪器带有检查角膜曲率功能。

检影镜是用于检影验光的视网膜检影镜。根据其出射光形状的不同分为点状检影镜和带状检影镜两大类。目前常用的检影镜是带状检影镜。

综合验光仪如图 1-1-3-5,是主观验光的一种仪器设备,用于检查各种眼屈光不正及相关双眼视功能检查。

验光镜片箱如图 1-1-3-6,是医院眼科、眼镜商店验光室等用来检查人眼屈光状态(远视、近视、老视、散光)、斜视及眼其他功能的一种眼科计量器具,属于国家强制检定的医用工作计量器具。

视力表如图 1-1-3-7,是用于测量视力的图表。

焦度计如图 1-1-3-8,主要用于测量眼镜片(包括角膜接触镜片)的顶焦度(D)、棱镜度(△),确定柱镜片的柱镜轴位方向,在未切边镜片上打印标记并可检查镜片是否正确安装

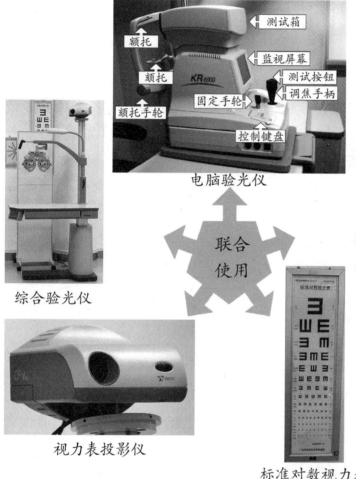

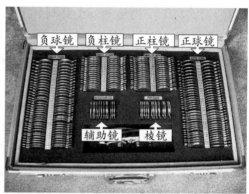

电脑验光仪

测试箱
额托
额托
测试按钮
调焦手柄
固定手轮
额托手轮
控制键盘

负球镜 负柱镜 正柱镜 正球镜

辅助镜 棱镜

镜片箱

联合
使用

综合验光仪

视力表投影仪

标准对数视力表

图 1-1-3-1 眼镜门店验光流程所需的仪器设备

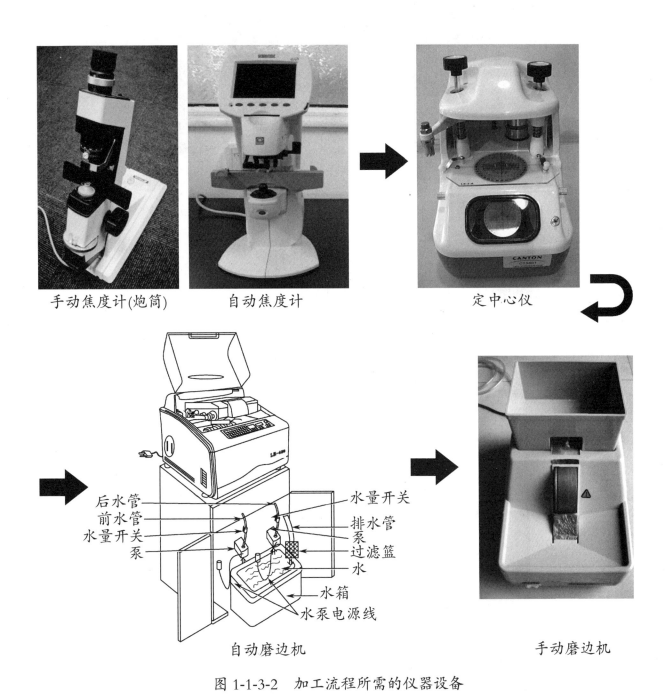

手动焦度计(炮筒)   自动焦度计   定中心仪

后水管
前水管
水量开关
泵

水量开关
排水管
泵
过滤篮
水

水箱
水泵电源线

自动磨边机   手动磨边机

图 1-1-3-2 加工流程所需的仪器设备

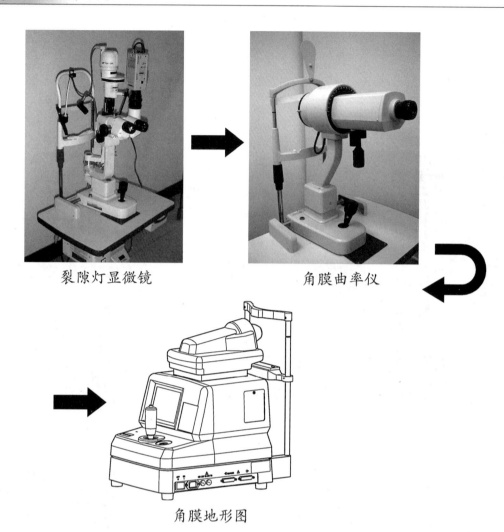

裂隙灯显微镜　　　　　　　角膜曲率仪

角膜地形图

图 1-1-3-3　角膜接触镜验配检查流程所需的仪器设备

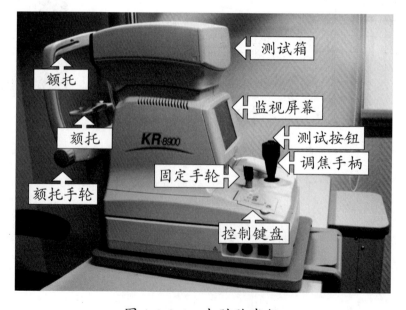

图 1-1-3-4　电脑验光仪

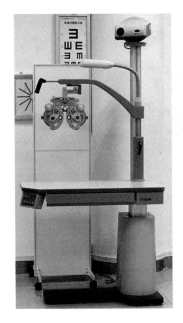

图 1-1-3-5 综合验光仪

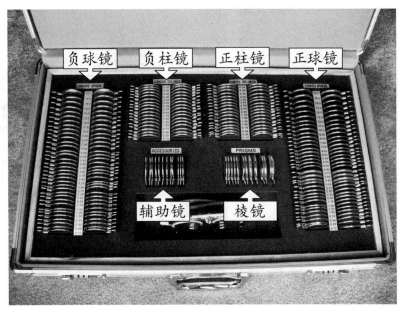

图 1-1-3-6 验光镜片箱

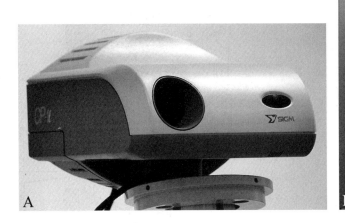

图 1-1-3-7 视力表

A.视力表投影仪 B.标准对数视力表

在镜架中的仪器。

定中心仪如图 1-1-3-9,是一种高精度的非接触式透镜中心偏差测量仪器,适用于单透镜及胶合透镜偏心误差进料/出货检测,以及透镜在胶合装配过程中光学中心的定位和校准。

磨边机如图 1-1-3-10,是眼镜加工中用于镜片磨削的设备,主要有三类:手动磨边机、半自动磨边和全自动磨边机。手动磨边机主要用于半自动磨边机镜片磨削后,磨安全角以及特殊情况时镜片的改型。目前,一些规模较大的验配中心和眼镜店都在使用全自动

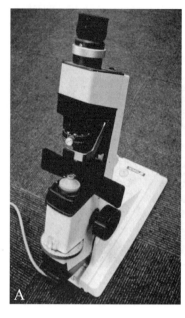 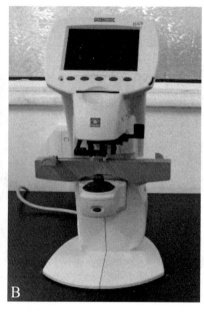

图 1-1-3-8 焦度计

A. 手动焦度计 B. 自动焦度计

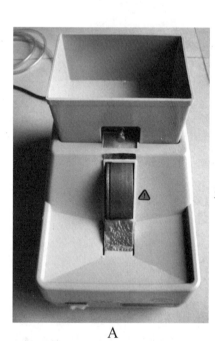 图 1-1-3-9 定中心仪

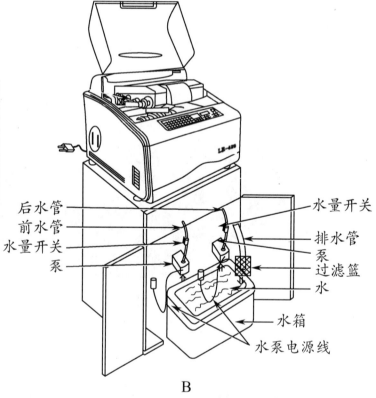

图 1-1-3-10 磨边机

A. 手动磨边机 B. 自动磨边机

磨边机,还每年聘请专门人员对设备进行常规定期检测和保养,而一些中小型眼镜店大多使用半自动磨边机,且欠缺对设备的定期检测保养。

裂隙灯显微镜如图 1-1-3-11,是眼科检查必不可少的重要仪器。裂隙灯显微镜由照明系统和观察系统组成,它不仅能使表浅的病变观察得十分清楚,而且可以调节焦点和光源宽窄,做成光学切面,使深部组织的病变也能清楚地显现。

角膜曲率仪如图 1-1-3-12,测定角膜前表面曲率,可为选择合适的角膜接触镜基弧提供依据,也可通过角膜曲率仪检查了解角膜散光度,为镜片选择提供参考依据。

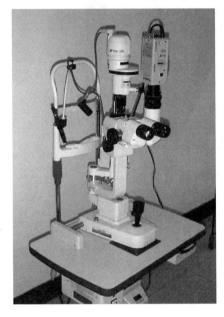 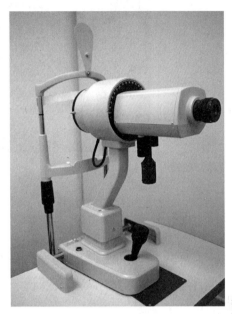

图 1-1-3-11　裂隙灯显微镜　　　　图 1-1-3-12　　角膜曲率仪

计算机辅助的角膜地形图如图 1-1-3-13,以其能够精确地分析整个角膜表面的形态和曲率的变化为特点,使系统地、客观地、精确地分析角膜形状成为可能。

检眼镜如图 1-1-3-14,可以看清眼球后部视网膜上的血管以及视神经。这是人体中唯一不需要切开而能够看到血管和神经的地方。

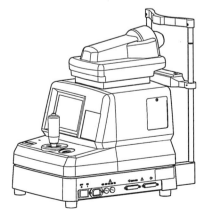 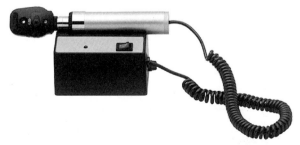

图 1-1-3-13　角膜地形图　　　　图 1-1-3-14　检眼镜

镜架加热器如图 1-1-3-15,用于板材眼镜架整形,设计原理类似电吹风。温度设定 80~130℃。

眼镜超声波清洗机是用来清洗眼镜的,是利用超声波原理制造的眼镜清洗设备。

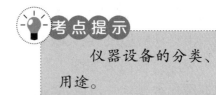

考点提示

仪器设备的分类、用途。

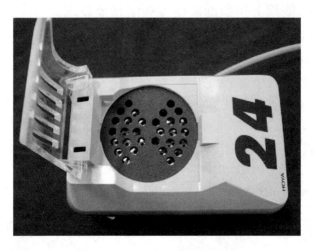

图 1-1-3-15　镜架加热器

五、实施步骤

(一) 通过了解验配和加工制作流程认识相关的专业仪器设备。

(二) 根据店铺的功能分区认识仪器设备摆放的合适位置。

1. 常见的仪器有哪些?

2. 除上述几种店铺以外是否还见过其他的仪器设备?

3. 能否根据功能分区在店铺合理安排摆放仪器设备?

(三) 学生分组、讨论、归纳、教师指导

仪器分类	仪器功能	所在的位置

(四) 学生练习

1. 学生分组,在任务一的店铺设计图上,根据任务二的功能分区设计店铺摆放仪器设备的合适位置,并说出其用途。

2. 学生填空训练。

(五) 教师就学习内容总结提炼。

六、练习及评价

(一) 仪器类型可分为 (　　　)、(　　　)、(　　　)、(　　　)、(　　　)、(　　　)等 6 种类型。

(二) 验光设备有 (　　　)、(　　　)、(　　　)。

加工设备有 (　　　)、(　　　)、(　　　)。

(三) 角色训练

通过实地考察学习后,根据店铺的功能分区设计店铺摆放仪器设备的合适位置,并说出其用途。

1. 将全班同学分为多个小组,分组上台展示所了解到的仪器设备,组内要分出负责展示和负责解说的同学,其余同学留心听讲,作出评价。

2. 用多媒体(PPT、视频、照片)或手绘图片作演示解说。

3. 可用实验室里合适的仪器设备做解说道具。

4. 教师从旁指导。

七、本课程实施过程的常见问题

1. 学生不容易分辨在什么情况下需要使用仪器。

2. 不容易掌握如何根据店铺功能分区摆放仪器设备。

八、知识拓展

1. 按照《中华人民共和国计量法》的规定,眼镜制配用计量器具(验光仪、眼镜片组、焦度计)实行强制检定,若使用的计量器具未经检定或超过有效期,顾客是可以拒绝在该店验光配镜的,并有权向市质量技监局举报。

2. 随着科技的飞速发展,近年电子产品的应用程序也成为时下年轻人生活的一部分。眼镜行业也不例外,有些商家已经开始尝试使用 APP 在线验光配镜,更有一些商家开始在网上商店销售眼镜架和眼镜片,网上选款实体店验光实行线上线下双结合,这也是未来眼镜行业发展的大势所趋。

●●● 本任务小结 ●●●

主要是通过模拟眼镜店的工作场景,使学生掌握门店基本仪器设备的分类,仪器的用途以及相关合理摆放的位置。

练习题

1. 在验光过程中用于为顾客做初步屈光检查的是

　　A. 角膜曲率计　　　　　　　　　B. 电脑验光仪

　　C. 检眼镜　　　　　　　　　　　D. 试镜片箱

2. 配角膜接触镜前首先用于为顾客做眼外观检查的是

　　A. 角膜曲率计　　　　　　　　　B. 电脑验光仪

　　C. 检眼镜　　　　　　　　　　　D. 裂隙灯

任务四　认知工作岗位职责

一、情境导入

　　当你选择了眼视光专业以后,你会发现将来毕业后就业的岗位是有很多选择的,那么你知道一家眼镜店有多少个岗位吗? 眼视光专业的毕业生又适合哪一些工作岗位呢? 作为未来优秀的眼镜从业员的你

　　1. 能区分店铺里的工作岗位吗?

　　2. 能描述每一岗位工作职责吗?

　　3. 知道不同的工作岗位的能力要求吗?

二、学习目标

1. 具备区分店铺工作岗位的能力。
2. 具备区分店铺工作岗位职责的能力。
3. 认识工作岗位的能力要求。

三、任务描述

　　一位眼镜店的新员工,认知了店铺的分类、店面的环境和专业的仪器设备后,还需要了解门店有哪些工作岗位,不同岗位的工作职责。

四、知识准备

　　眼镜是具有半医半商性质的一种特殊商品,对专业技能要求比较高,普通商店的营业员是不能通过短时间培训转为眼镜店营业员,所以眼镜店岗位的设定与普通岗位的设定有着很大的区别。

（一）眼镜店岗位与普通岗位的区别

眼镜店营业员
- ◇ 培训时间较长
- ◇ 需要具备其他专业知识
- ◇ 具备职业资格证书
- ◇ 了解多种商品质量标准
- ◇ 相关的专业和医学知识

普通商店营业员
- ◆ 培训时间较短
- ◆ 不需要具备其他专业知识
- ◆ 部分需要具备职业资格证书
- ◆ 了解单一商品质量标准
- ◆ 相关产品知识

（二）岗位设置的重要意义

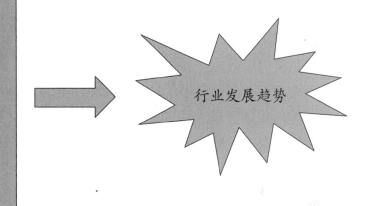

合理设置眼镜店岗位：
- ◇ 节约成本
- ◇ 优化工作流程
- ◇ 调动员工积极性
- ◇ 挖掘员工的潜能
- ◇ 员工工作积极努力
- ◇ 店里气氛良好
- ◇ 专业和规范

→ 行业发展趋势

（三）眼镜店岗位组织结构

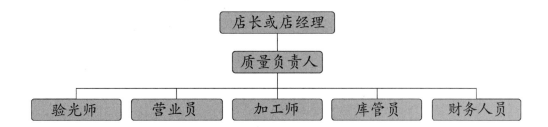

店长或店经理 — 质量负责人 — 验光师 | 营业员 | 加工师 | 库管员 | 财务人员

（四）工作岗位职责

1. 店长或店经理　是眼镜企业里的中层管理人员，店长不仅是一个门店领导者和销售目标的实现者，也是企业整体形象的塑造者。由于眼镜行业的特殊性，眼镜门店的店长也需要具备综合性的素质和能力。

（1）工作职责：

1）负责门店管理及运作。

2）商品陈列、店内环境布置。

3）对员工进行培训，调高业务水平及工作技能。

4）处理顾客投诉及登记分析,案例分享。

5）合理安排员工的排班。

6）协助公司相关部门事务处理。

7）实施公司营销策略。

8）监督门店商品损耗管理。

9）服务工作中所发生的各种矛盾和外围公共关系协调。

（2）能力要求:必须要有多年的眼镜店工作经验,熟悉店铺日常运作,并具备良好的经营管理能力,掌握专业知识、商品知识和销售技能,也应具备培训和激励员工的能力,以及沟通协调能力、团队建设能力等。

2. 质量负责人 旧式的眼镜店往往会忽略质量负责人这个岗位的重要性,甚至也不知道这个岗位的作用。实际上,质量负责人是产品质量合格的保证,因为他们负责的是从验光到加工的监督和监管。

（1）工作职责:

1）全面负责门店的质量管理工作。

2）负责监督检查和处理生产服务过程中发生的质量问题。

3）负责本店质量管理体系的建立,监督运行情况和不断改进产品质量。

4）严格按规范进行验配制作,确保验配眼镜质量达到国家法律、法规以及技术标准、规范的要求。

（2）能力要求:具有国家认可的相关专业学历或者职称。

3. 验光师 负责为顾客验光及眼部常规健康检查,作出合理的建议并按照顾客需求开具处方。

（1）工作职责:对顾客进行常规屈光检查、眼睛的初步检查,给予顾客合理的配镜意见和建议,处理关于屈光度问题的投诉。

（2）能力要求:三年以上的专业知识学习,一年以上的工作实践,持有眼镜验光员中级以上职业资格证书。

4. 营业员 眼镜门店销售的一线人员。

（1）工作职责:熟悉店内的所有产品,掌握相应的销售技巧:接待顾客利用各种销售技巧促成交易,记录顾客的基本信息,定期做好售后服务。

（2）能力要求:懂得相应的专业知识和销售技巧。

5. 加工师 根据配镜单要求,对镜架装配的工作。

（1）工作职责:对镜片进行磨边和镜架装配,装配后对眼镜架的调整。

（2）能力要求:三年以上的专业知识学习,一年以上的工作实践,具有眼镜定配工中级以上职业资格证书。

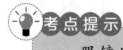

考点提示

眼镜店的岗位分类及各岗位的主要职责和能力要求。

6. 库管员　主要协助店长对店铺商品的管理。

（1）工作职责：负责出库、入库、盘点、发货、补货、调货、退换货、回收报废及库存保管工作。

（2）能力要求：会熟练操作电脑、专业培训合格、掌握操作门店库管系统、认真细心。

7. 财务人员

（1）工作职责：收款、商品损耗统计等，一般由店长兼任此职位。

（2）能力要求：熟悉公司财务流程，会使用财务软件（开具发票），工作细心认真负责。

五、实施步骤

（一）通过实地考察、网上查阅。

（二）联系学习任务一、二、三，认识店铺的工作岗位。

1. 眼镜店铺必须具备的工作岗位有哪些？

2. 除了上述几种岗位，是否还有其他类型的岗位？

3. 能否根据店铺的类型配置岗位人员数量？

（三）学生分组、讨论、归纳、教师指导

岗位种类	岗位特点	工作职责

（四）学生练习

1. 学生分组，组长充当店长角色，选定组内人员的工作岗位。

2. 学生填空训练。

（五）教师就学习内容总结提炼。

六、练习及评价

（一）店铺工作岗位可分为（　　　　）、（　　　　）、（　　　　）、（　　　　）、（　　　　）、
（　　　　）等。

（二）营业员的职责是（　　　　）、（　　　　）、（　　　　）。

质量负责人的职责是（　　　　）、（　　　　）、（　　　　）。

（三）角色训练

1. 根据任务一、二、三的学习内容,情景模拟眼镜店的日常运作。

2. 将全班同学分为多个小组,分别扮演在自己店铺内担任的不同工作岗位。

3. 每个小组选择两名同学到其他小组当顾客。

4. 根据扮演顾客的同学反馈信息作出总结,提出学习问题。

5. 教师从旁指导。

（四）根据相应的岗位职责连线

店长或店经理　　　　　　　　　　眼镜架补货数量控制

质量负责人　　　　　　　　　　　销售眼镜商品

验光师　　　　　　　　　　　　　检验眼镜装配质量

营业员　　　　　　　　　　　　　记录店铺日常明细账目

库管员　　　　　　　　　　　　　制定店铺年销售方案

财务人员　　　　　　　　　　　　用仪器为顾客眼部检查

七、本课程实施过程的常见问题

1. 学生不容易分辨一人多岗、一岗多人。

2. 不容易掌握每个岗位的工作职责。

八、知识拓展

一般情况下眼镜店的岗位虽然必须具备,但是对于规模较小的店铺来说,要每个岗位都有专人来负责是比较困难的,所以通常小型眼镜店都会出现一人多岗的情况。例如,店长可以兼顾验光师或质量负责人,验光师可以兼顾销售等。对于较大的眼镜门店也会出现一岗多人的情况。

▶▶ 本任务小结 ◀◀

主要是通过模拟眼镜店各个岗位在日常营运的工作场景,使学生了解到一家眼镜店应配备的工作岗位以及各个工作岗位的工作职能。

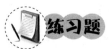 练习题

1. 在眼镜店的日常营运当中,负责监督产品质量合格的是

A. 营业员　　　　　　　B. 验光师　　　　　　　C. 加工师

D. 质量负责人　　　　　E. 店长

2. 负责制定年度销售计划的是
    A. 营业员   B. 验光师   C. 加工师
    D. 质量负责人   E. 店长

（伍超明）

情境二
货品管理

任务一　认知铺货

店内的商品多少,是否丰富,是否合理,既会影响到能否满足顾客需求,也会影响到整个公司的有效运营,门店情形千变万化,各有不同,铺货情况也是各有不同。

一、情境导入

小张,你视光学毕业有五年了,来公司担任门店销售也有三年,在销售和专业等方面表现都很不错,公司准备提升你作为门店经理,公司准备开一家新店,就由你来管理吧。这家门店位置你也了解,在门店开业时需准备哪些货品,你考虑一下,再做一张需求表吧。

1. 你能说出影响铺货的因素吗?
2. 这些因素之间的关联有哪些?
3. 能够根据综合数据分析给出门店的合理库存吗?

二、学习目标

1. 了解库存,铺货的术语和概念。
2. 根据门店类型的不同了解门店铺货量。
3. 了解门店面积与铺货量的初步关系。

三、任务描述

一个毕业五年的员工,即将被选拔为新店店长,他需要在门店开业时准备哪些货品,请列出需求表。

四、知识准备

1. 按商业区及商业类型进行门店类型区分，各类别门店外观形象及陈列位如下：

(1) 购物中心类型门店（图 1-2-1-1）。

(2) 商场类型门店（图 1-2-1-2）。

(3) 社区类型（普通街铺）门店（图 1-2-1-3）。

(4) 快时尚类型门店（图 1-2-1-4）。

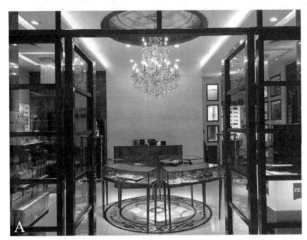
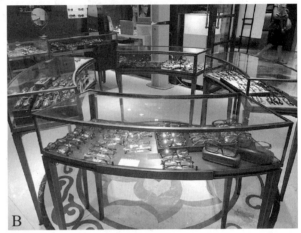

图 1-2-1-1　购物中心类型门店

A. 全景　B. 中岛

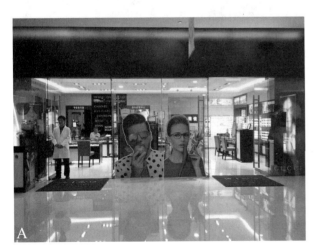
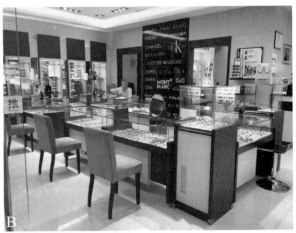

图 1-2-1-2　商场类型门店

A. 全景　B. 中岛

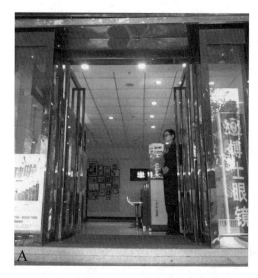
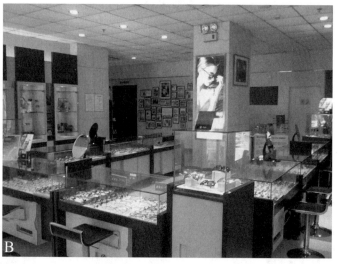

图 1-2-1-3 普通街铺

A. 全景 B. 中岛

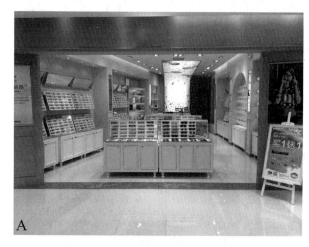
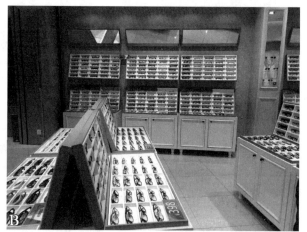

图 1-2-1-4 快时尚类型门店

A. 全景 B. 中岛

2. 各种类型门店特点 见表 1-2-1-1。

表 1-2-1-1 不同类型门店特点对比表

门店类型	门店特点
购物中心店	人流较多,节假日个别城市会有旅游伴随人群增多,客单值较大,太阳镜和角膜接触镜类产品客单较多
商场店	周边 3km 住宅区和写字楼较多,客流较多,单值一般
社区店	周边以住宅区为主,客流一般,但客源稳定,顾客黏度较大,回头率较高,配镜较多,太阳镜较少
快时尚店	对专业要求不高,但更多体现一人多镜,对产品样式要求新颖,对镜片要求不高,以套餐为主

3. 根据门店商业位置确定铺货原则 见表 1-2-1-2。

表 1-2-1-2 不同类型门店的主要品类对比表

门店类型	镜架		太阳镜		隐形眼镜（角膜接触镜）
	金属	板材	金属	板材	
购物中心店	多	少	多	少	多
商场店	少	多	少	多	多
社区店	少	多	少	多	少
快时尚店	更少	多	更少	多	少

注：销售隐形眼镜（角膜接触镜），需有医疗器械许可证。

4. 门店面积的大小会直接关系到门店陈列面进而影响到铺货量，首先我们认识陈列面：

（1）中岛柜台（矮柜）：主要用于陈列镜架（图 1-2-1-5）。

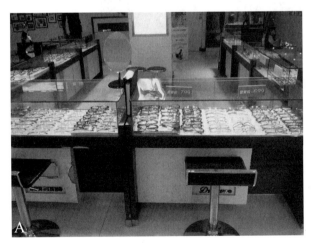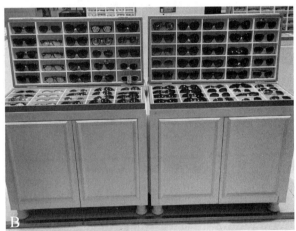

图 1-2-1-5 中岛柜台

A. 传统式中岛矮柜 B. 开放式中岛矮柜

（2）背柜：主要用于陈列太阳镜（图 1-2-1-6）。

（3）高柜：用于陈列单价较高货品，主推货品，同时也可起到两节岛柜之间的连接（图 1-2-1-7，表 1-2-1-3）。

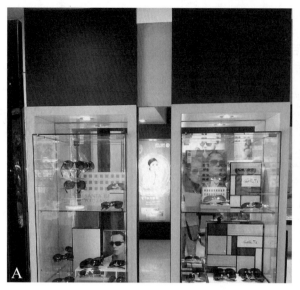
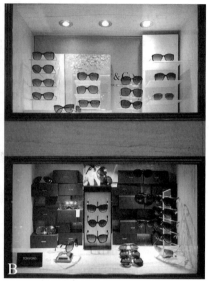

图 1-2-1-6　背柜

A. 传统式背柜　B. 开放式背柜

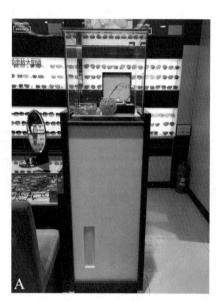
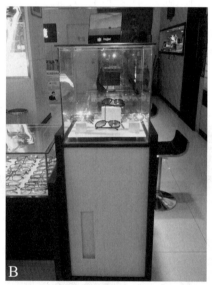

图 1-2-1-7　高柜

A. 单品高柜　B. 多品高柜

表 1-2-1-3　各种柜体陈列数量特点对照表

柜体名称	陈列数量特点
岛柜(矮柜)	一般情况下一个公司岛柜尺寸均有统一标准,为陈列饱满,并且能够产生最大效应其陈列镜架支数为 9 排 ×7 列,即一个柜台最高陈列 63 副,如摆入道具可适当减少
高柜	为体现主推产品和高价格产品,高柜陈列数量应减少,可加入较多道具,陈列单副也是可以的,最高不可高于 10 副
背柜	用于陈列太阳镜,应根据装修情况摆设,眼镜之间除道具外,尽量陈列饱满

5. 各种类型门店及面积与铺货的一般对照(表1-2-1-4,表1-2-1-5)

表1-2-1-4　各类别分店镜架铺货比例参考表

分店定位	镜架(单位:副)					
	30m²	30~50m²	60~80m²	80~100m²	100~150m²	150m² 以上
购物中心店	320	380	400	420	450	500
街铺	320	380	400	420	450	500
商场店	350	420	450	480	500	580
社区店	350	420	450	480	500	580
快时尚店	380	450	480	530	580	650

表1-2-1-5　各类别分店镜架铺货比例参考表

分店定位	太阳镜(单位:副)					
	30m²	30~50m²	60~80m²	80~100m²	100~150m²	150m² 以上
购物中心店	250	300	350	380	400	420
街铺	200	220	250	280	300	320
商场店	250	300	350	380	400	420
社区店	200	220	250	280	300	300
快时尚店	250	300	350	380	400	400

五、练习与评价

1. 如果我们评估一家眼镜店铺货是否存在问题,在实体眼镜门店进行观摩时,我们要了解哪些因素呢?

2. 一家眼镜门店的铺货都会对眼镜门店产生哪些影响呢?

任务二　商 品 物 控

一、情境导入

　　今天,店经理正在门店上班,接到总公司电话,电话里说:"张经理,你们门店亚历山大镜架近期销售不好,存货太多了。同时,高价格的镜架也是太多,导致周转率不达标,需要将高价位的镜架调出。"张经理说:"怎么会呢,我们镜架不多啊,很多顾客到店选镜架,都不太好挑。我还想再申请一些呢。"总部同事:"张经理,你看你们店现在一共有400副镜架,其中1 000元以上的有100副,占比为25%,而连续3个月店里的1 000元镜架品类销售占比只有15%,亚历山大铺货量有30副,月周转率8%,这是不合理的,既占用大量库存资金,也会导致货品积压,所以要调出。"

二、学习目标

1. 门店商品调拨和补货有哪些具体标准?
2. 如何分析门店运营数据的变化,并采取怎样的措施?

三、任务描述

门店高价位镜架占到了 25%,但是销售只占到了 15%,周转率非常低,如何对门店商品进行调拨和补货。

四、知识准备

库存周转率,英文缩写为 ITO,一种衡量材料在工厂里或是整条价值流中流动快慢的标准。最常见的计算库存周转的方法,就是把年度销售产品的成本(不计销售的开支以及管理成本)作为分子,除以年度平均库存价值。因此:库存周转率 = 年度销售产品成本 / 当年平均库存价值。

$$库存周转率 =(使用数量 / 库存数量)\times 100\%$$

使用数量并不等于出库数量,因为出库数量包括一部分备用数量。除此之外也有以金额计算库存周转率的。同样道理使用金额并不等于出库金额。

$$库存周转率 =(使用金额 / 库存金额)\times 100\%$$

使用金额也好,库存金额也好,需要明确的是何时的金额。因此规定某个期限来研究金额时,需用下列算式:

$$库存周转率 =(该期间的出库总金额 / 该期间的平均库存金额)\times 100\% =$$

$$该期间出库总金额 \times 2/(期初库存金额 + 期末库存金额)\times 100\%$$

一般情况眼镜销售门店,周转率上也会考虑两个维度,即:单品周转率及金额周转率。

1. 市场一般的门店周转率标准(表 1-2-2-1)。

表 1-2-2-1 市场一般的门店周转率标准表

类别	数量周转率	金额周转率	最小库存量	备注
镜架	≤15%	≤15%	减 30~63 副	减少中高档品牌
	≤15%	≥15%	减 0~20 副	减少低档品牌
	≥15%	≤15%	不变	减少高档品牌,增加低档品牌
太阳镜	≤12%	≤12%	减 20~50 副	减少中高档品牌
	≤12%	≥12%	减 0~20 副	减少低档品牌
	≥12%	≤12%	不变	减少高档品牌,增加低档品牌

> **案例**

某个门店有400副镜架,该门店每个月最低销售不能少于400×15%=60副,有太阳镜200副,每个月的最低销售量不能少于200副×12%=24副。门店如不能达到最低周转要求,将对门店进行减少柜台数或减少商品数处理。如以上该门店,400副镜架为该店的最低铺货要求,因不能达到每个月周转率15%的要求,将对该门店减30~63副的最小库存标准。空出的柜台可以陈列老视镜、附属品或稀疏陈列。

2. 如按门店客单价进行货品调整即门店档次调整 眼镜门店库存销售单价比标准:每个门店的铺货单价需与售卖单价相近,门店的铺货单价和售卖单价的合理范围为:

库存销售单价比:1.2≤(库存单价 ÷ 销售单价)≤2.0

3. 库存销售单价比的实际运用 当门店的库存销售单价比低于1.2时,对门店进行由低档向高档镜的调整。当一个门店的库存销售单价比高于2.0时,将对该门店的货品进行由高档转为低档的调整。

4. 如一个公司有多家连锁门店(或其他加盟店),应将各门店进行分级,不同级别的门店铺货标准也会有不同,可参考以下标准设立门店档次的铺货标准(表1-2-2-2)。

表1-2-2-2 门店高低定位与货品铺货价格段数量比例表

分店定位	铺货比例					
	0~200元	200~500元	500~1 000元	1 000~2 000元	2 000~5 000元	5 000元以上
A+ 商场店	0	0	0%	35%	50%	15%
A+ 社区店	0	0	10%	40%	40%	10%
A 商场店			25%	37%	30%	8%
A 社区店		5%	25%	37%	25%	8%
A- 商场店		10%	35%	33%	20%	2%
A- 社区店		20%	45%	30%	15%	
B+ 商场店		30%	40%	20%	10%	
B+ 社区店		35%	40%	17%	8%	
B	10%	50%	32%	8%		
B-	20%	55%	20%	5%		
C	25%	57%	15%	3%		

门店档次的确立:应充分分析营业数据和进行商圈调研后,并结合本公司的产品策略及销售策略进行确定。

5. 门店档次确定标准关系表(表1-2-2-3)(应参照当地消费水平及周边市场调研进行调整):

表 1-2-2-3　门店档次确定标准关系表

档次	镜架标准	太阳镜标准
A+	月销单价≥800	月销单价≥1 000
A	570≤月销单价<800	500≤月销单价<1 000
B	370≤月销单价<570	400≤月销单价<500
C	250≤月销单价<370	260≤月销单价<400
D	月销单价<250	月销单价<260

6. 营业数据分析结果对库存的调整　营运中的门店铺货是变动的,它具有一定周期性,可以分为自动补货,即周期内货品售出,即可自动补货。但除自动补货、周期对营业数据进行监控、及时调整库存之外,还可以满足营业的需要,同时对营业数据的分析也指导我们优化门店运营管理,创造更好的业绩。

门店常用营运数据分析(例如某月门店营运数据)如表 1-2-2-4:

表 1-2-2-4　营业指标分析表

		单量	同比	单价	同比	销售金额	同比
营业指标分析	眼镜架	150	120%	407	107%	61 085	115%
	眼镜片	159	118%	454	91%	72 338	109%
	太阳镜	28	76%	156	106%	4 368	92%
	角膜接触镜	122	89%	168	86%	20 852	102%

此时我们对门店的评估为:

(1) 该门店镜架及镜片销量同比同时增加,说明客流及进店数量表现优异;

(2) 眼镜架客单价提升,镜片客单价下降,说明该店服务没有问题。但专业下降,应加强视光专业及镜片销售专业提升;

(3) 太阳镜单量下降较大,但客单价增加较多,要分析该店货品库存是否短缺,是否要补入低价位太阳镜,如不短缺再分析是否高价位过多,导致顾客流失,如出现此种情况,则应调出部分高价太阳镜,补充低价太阳镜。

(4) 角膜接触镜单价及单量同时下降,应适当调整角膜接触镜商品的陈列,如角膜接触镜商品存量不缺少,则是推介存在问题,应加强连带推介和电话回访已有顾客,提高角膜接触镜商品销售。

五、评价与练习

学生分组讨论以下营业数据表(表 1-2-2-5),给出该店评估。

表 1-2-2-5　营业指标分析表

营业指标分析		单量	同比	单价	同比	销售金额	同比
	眼镜架	60	80%	1 294	110%	68 317	105%
	眼镜片	77	90%	1 234	110%	95 033	105%
	太阳镜	26	97%	1 033	122%	26 893	118%
	角膜接触镜	188	99%	369	115%	69 407	113%

●●● 本任务小结 ●●●

主要是了解库存、铺货的术语和概念;能根据门店类型计算门店铺货量,掌握门店面积与铺货量的初步关系。

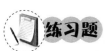

练习题

简答题

1. 该店客单量同比趋势表现如何？反映该店应在哪些方面进行提升？

2. 单价的单项提升是否对门店经营存在隐患,门店应该如何应对？

3. 该店存在哪些问题,如何解决？

(赵东达)

任务一　店　堂　设　计

　　我国眼镜零售店的竞争愈趋激烈,为了能在市场上占更大的市场份额,零售店应做好目标市场定位。根据客户市场定位,眼镜店大致可分为5种营运模式——高档次、中档次、大众化档次、快时尚和设计师专卖店。眼镜店采用何种模式主要取决于品牌本身定位、商品的价位、商店的地理位置、商店邻近店铺的模式类型等。决定了营运模式后,商店再规划店堂设计会比较合乎整体形象。店堂设计包括了外观、出入口、内部建筑形式、陈列架、柜台、橱窗、广告、色彩、灯光、声音、气味、温度等众多内容。店堂设计作为无声的营业员,对于影响顾客心理和促进购买行为有着明显的功效。

一、情境导入

　　朋友经营眼镜店已经有一段时间了,不过营业额一直不理想,大部分人都是过门而不进,就算是进了店的顾客都不会逗留很久。他觉得有可能是因为店堂设计不妥而导致营业额不理想。同时,他打算要改变眼镜店的市场定位,因此要重新规划店面装修。作为眼镜零售店的专业顾问,他希望你能在店堂设计上给点儿意见。

　　我们将来也有可能会自立门户,经营自家的眼镜店,所以能够掌握店堂设计的一些基本原则是一个必要条件。

二、学习目标

学习不同营运模式下眼镜店的设计原则。

三、任务描述

　　朋友向你请教眼镜店堂设计的心得,作为一位眼镜店的专业顾问,向你的朋友讲解一下在不同的地理位置,眼镜店应该配合怎样的商店定位,而在店堂设计上有什么需要注意的原则和细节。

四、知识准备

1. 眼镜店的 5 种营运模式(图 1-3-1-1~ 图 1-3-1-5)

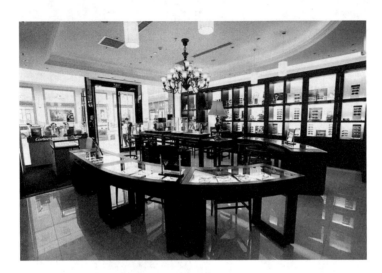

图 1-3-1-1 高档次眼镜店

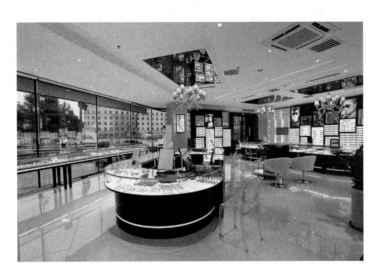

图 1-3-1-2 中档次眼镜店

2. 店堂设计的目的

(1) 吸引顾客进店,并让顾客流动到每个角落。

(2) 营造良好的销售气氛,激发购买欲。

(3) 体现企业品牌形象。

3. 店堂设计的基本要求

(1) 符合其目标市场定位:假如眼镜店的目标顾客群是年轻、时尚、消费能力不高的年轻人,但却把店堂打造得奢华别致,用上名贵吊灯、水晶摆设等装饰物,对于对价格敏感

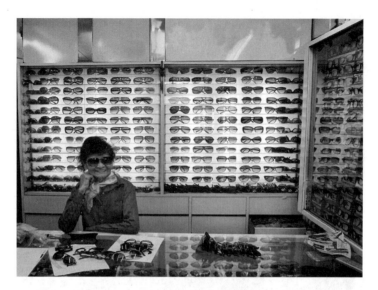

图 1-3-1-3　大众化档次眼镜店

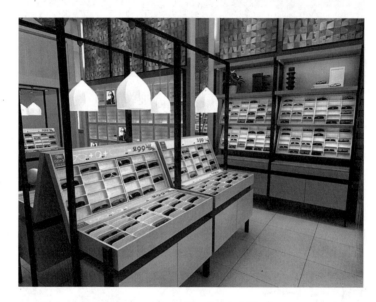

图 1-3-1-4　快时尚眼镜店

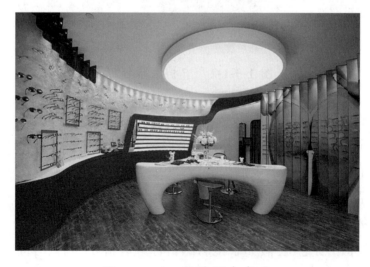

图 1-3-1-5　设计师专卖店

度极高的目标顾客而言,自然会认为店内所卖之物都是昂贵的,然后避而远之。因此,在打造优美视觉效果的同时,也要关注设计是否与商店定位一致。

(2) 表现眼镜店的专业性:眼镜店不只是一个作为销售的商业卖场,也是一个提供验光配镜服务的场所。没有患者会愿意让庸医诊治,同样道理,眼镜店要体现出专业性,顾客才会放心去体验服务。因此,店内的功能区如验光室便需要认真规划,务求能够增强顾客信任度。

(3) 针对顾客心理变化,决定店内外布置和商品分布:顾客的购买过程可以分为认知、情感和行动三个过程。在第一步认知过程,顾客会首先留意到店门和招牌设计,然后是眼镜店内货品的陈列。因此,眼镜店要注意顾客行进方向,规划陈列商品。第二步情感过程,顾客会希望触摸,甚至试戴商品。眼镜店可将眼镜陈列在清晰可见和可触碰的位置,并且提供足够的镜子,这样有助于促进顾客对商品的情感。最后一步行动过程的关键在于整体的布局效果要能成功营造理想的销售氛围。

(4) 照顾目标顾客的预期购物体验:不同类型眼镜店的目标顾客对于购物体验都会有不同的看法。快时尚眼镜店的目标顾客是年轻人,他们会比较期望得到自在、无拘束的购物体验,因此在商品陈列上要注意能让他们容易接触商品,可以随意挑选试戴。另外,也要营造出店面的时尚气息,例如播放旋律轻快的音乐,来渲染热烈的销售气氛。而高档次眼镜店的目标顾客会比较期望得到一份高格调的购买体验,因此除了要注意营造高端、高艺术性的店堂环境,在消费者能够接触到的设施如桌椅、镜子,甚至是端茶用的杯子的设计或购买上也要多花点儿心思。

4. 店堂外观设计

(1) 外观设计:店铺的外观设计对于顾客的进店率有主导性的作用。一般而言,外观设计可以分为现代风格和传统风格。现代风格比较能够迎合时代感强、喜欢新鲜事物的顾客,同时也有助于体现商品的潮流性。传统风格多带有古朴优雅气息,这种风格比较适合走复古怀旧路线或者企业文化悠久的商店。事实上,现今许多眼镜店在设计外观,甚至内堂时,都是把这两种风格混合在一起,体现独特性(图1-3-1-6)。

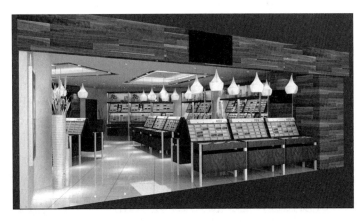

图 1-3-1-6 店堂外观

（2）招牌设计：招牌是商店的标签，代表着公司外在的形象，招牌设计目标要做到与众不同和清晰可见，让走过甚至站在远方的人，都能以不同角度清楚看到招牌。招牌应与店堂设计融为一体，体现一致的视觉效果。一般招牌的形式分为竖立式、横置式和悬挂式，大体原则就是要做到引人注目，创造完美的外观形象（图1-3-1-7）。

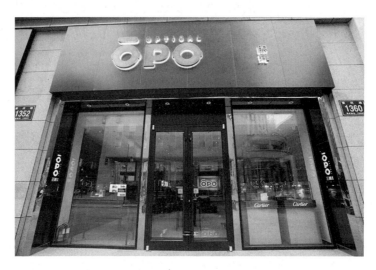

图 1-3-1-7　招牌设计

5. 店堂内部布置

（1）眼镜陈列

1）分类：凌乱的内部陈列会使顾客看不到商店的重点，无所适从，大大影响销售气氛。恰当地把商品分门别类放好，营造层次，突出重点，方能满足顾客需求，促进销售。眼镜商品的陈列大体上可以根据系列（太阳镜、光学眼镜、老视眼镜等），品牌（亚洲品牌、欧美品牌、设计师品牌、运动品牌等），价格高低和款式新旧等做规划。此外，也需要考虑店内人流的走向和顾客行进的方向，来决定重点商品的摆放位置。

2）数量：陈列商品的数量也会影响顾客的购买心情。数量太多的话，会显得拥挤杂乱，造成视觉压力，使顾客难以拿定主意。数量太少则会显得冷清简陋，在太少选择的情况下，便不能激发起顾客的购买欲。柜台尤其是背柜和岛柜的陈列商品的数量以达到全面性为原则，在关注数量的同时，尽量把同类型商品整合陈列，营造丰富的视觉效果（图1-3-1-8、图1-3-1-9）。

普遍而言，高档次眼镜店店面规模比较大，会比较重视空间感和艺术性的营造，陈列品的数量会比其他模式的眼镜店少；而大众化档次的眼镜店，一般也会摆放堆头，因此陈列数量较多。

3）色彩：陈列商品的色彩排列也会影响顾客的购买行为和对商店的观感。顾客普遍会被缤纷的色彩吸引，所以在选择陈列品时，尽量展出颜色比较鲜艳的商品。此外，可以考虑一下和谐色和对比色商品的陈列配搭。和谐色配搭在视觉上没有大惊喜，却有整齐、安全的感觉；对比色则有比较明显的视觉震撼，显得更有吸引力。同一个眼镜型号也可以

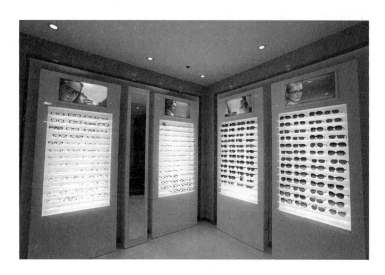

图 1-3-1-8 眼镜店背柜

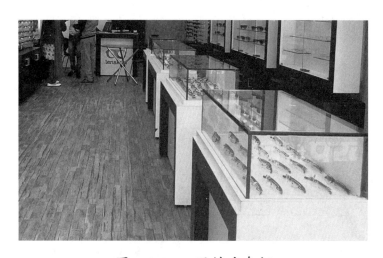

图 1-3-1-9 眼镜店岛柜

考虑将所有颜色展出,以此吸引顾客的注意。

4）辅助工具:陈列道具或者辅助装饰器具对于眼镜店店堂非常重要。眼镜体型细小,如非借助其他道具,从远处看来,未必留意到眼镜的存在。陈列道具可由品牌供应商提供或商店自己构思设计,选用恰当的道具可以提高品牌价值感、吸引顾客眼球。道具可以是别具特色的眼镜货架、明星造型照、饰物摆设,或者任何有助增加视觉效果的用品(图 1-3-1-10、图 1-3-1-11)。

（2）店堂广告:店堂广告是眼镜店经营环境文化里不可缺少的一环,它可以帮助建立企业品牌形象并提升店堂整体艺术美感。面积比较大的店堂广告宜摆放在店内居中位置,吸引顾客注意,激发他们体验广

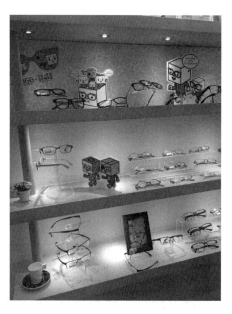

图 1-3-1-10 陈列道具

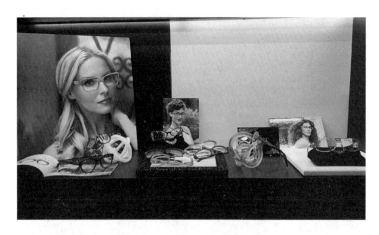

图 1-3-1-11　陈列道具

告中商品的欲望。店堂广告应与陈列商品和货架的结构配合,发挥直接促销的功效。在设计上,宜以清晰简洁为原则,过于复杂的设计未必能打动顾客(图 1-3-1-12)。

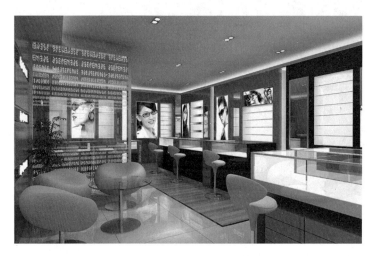

图 1-3-1-12　店堂广告

(3) 整体色彩店堂内的天花板、灯光、地板、陈列架、柜台、墙壁等的色彩都是需要特别关注的。心理学研究显示,不同的颜色会带给人不同的联想和心理感受。换言之,恰当的颜色配合能为顾客创造良好心情,刺激购买欲望。大体而言,眼镜店店堂用色不宜花哨,宜以柔和淡雅的色彩为主调,给予顾客宁静购物的气氛,从而延长顾客留在店内的时间。

(4) 灯光设计:巧妙利用灯光其实也是一个重要的营销手段。首先要考虑的是店堂基本照明,店内整体灯光色调要统一,能见度好,方便顾客仔细观察和比较商品。而为了能够突出商品个性、特点,则应考虑重点照明的灯具,如射灯。重点照明可以加强商品的立体感,反映眼镜结构、色彩和特性。不同位置和不同亮度的重点照明能够增加刺激强度,吸引消费者注意。店堂也可善用装饰照明的灯具如彩灯、霓虹灯、壁灯等,作用在于突出店内色彩层次,增强视觉效果,烘托营业气氛(图 1-3-1-13、图 1-3-1-14、图 1-3-1-15)。例如在陈列太阳镜上,可以考虑使用白光灯槽,使偏暗的镜片能够显得透彻,增强美感(图 1-3-1-16)。

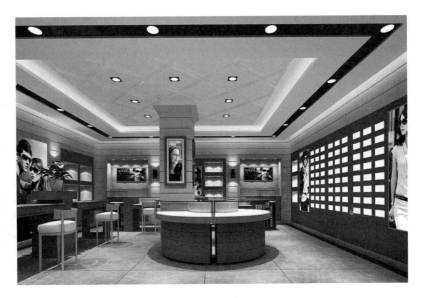

图 1-3-1-13　眼镜店灯光设计

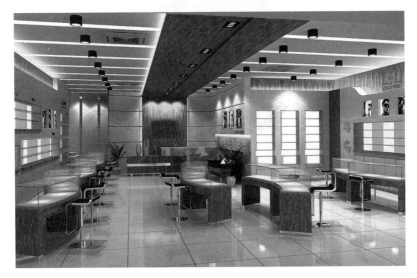

图 1-3-1-14　眼镜店灯光设计

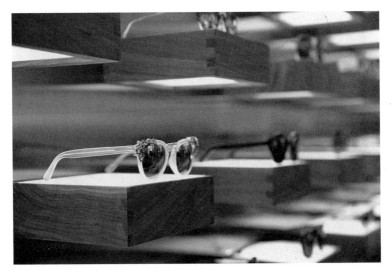

图 1-3-1-15　商品重点照明

6. 成功的店堂设计的具体衡量标准

（1）客流量：店面人流是否增加？是否能够平均流动到店的每个角落？

（2）销售平效：每平方米面积可以产出多少销售额？

销售平效 = 销售额 / 门店营业面积

（3）成交率：店铺整体的成交率比之前更高吗？

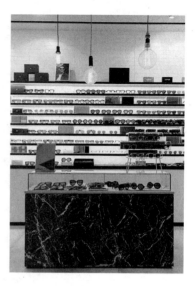

图 1-3-1-16　白光灯槽设计

五、实施步骤

1. 观看图片，学生分组讨论不同地理位置的眼镜店应配合的设计模式（图 1-3-1-17~ 图 1-3-1-19）。

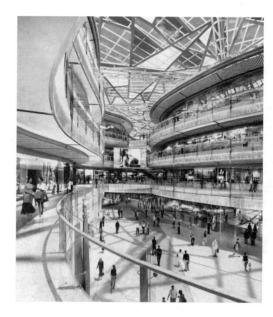

图 1-3-1-17　购物中心

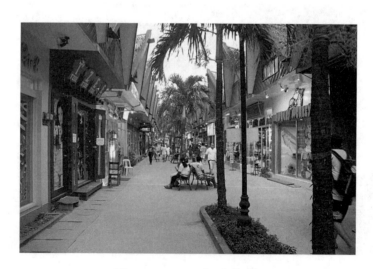

图 1-3-1-18　小区街铺

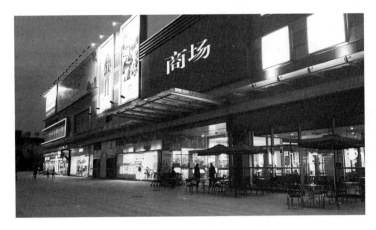

图 1-3-1-19　商场超市

2. 学生可根据下表内容进行讨论。

地点	档次	目标市场	整体设计原则	商品陈列	其他设计细节
购物中心					
小区街铺					
商场超市					

3. 请每组派一个代表向全班做一个简短汇报。

4. 学生练习　学生分组,两人为一组,一人充当眼镜店经营不善的老板,另一人充当专业顾问。老板提出商店的目标市场定位、商店位置等条件,专业顾问提供相对的店堂设计应该注意的细节。

六、本课程实施过程的常见问题

1. 只观看图片,学生不容易掌握设计细节,如空间应用、家具用料(建议老师组织眼镜店参观活动,让学生能实地观察不同类型眼镜店的店堂设计)。

2. 落实设计概念要考虑不同的因素,如资金、店面面积、地点商圈等,学生不容易考虑仔细。

七、知识拓展

眼镜店的经营模式除了可大体分为高档次、中档次、大众化档次、快时尚和设计师专卖店 5 种,还有不同的类型,如连锁式、个体户式和家庭式,也有一些眼镜店只单卖太阳镜,因此,眼镜店在布置店堂的时候,要结合眼镜店的目标市场定位以及其营运模式和规模而整体布局。

••● 本任务小结 ●••

通过分析不同经营模式的眼镜店的店堂设计,使学生掌握基本的设计原则,知晓不同经营模式下的眼镜店需要灵活运用不同的设计技巧。

 练习题

1. 一个成功的眼镜店店堂设计需要什么条件? 除了以上提及的,你还能想到其他需要注意的细节吗?
2. 高档次眼镜店和大众化档次眼镜店在商品陈列上有什么要各自考虑的因素? 在陈列上会有怎样不同的安排?
3. 近年快时尚眼镜店兴起,你认为它们的店堂设计有什么相似的特色?
4. 试描述一家让你印象最深刻的眼镜店店堂设计。试从它的外观设计、内部建筑风格、商品陈列、广告画等方面作描述。

任务二 橱 窗 设 计

人靠衣装,店铺则要靠橱窗。若要为店铺建立良好的第一印象,橱窗设计是绝对不能忽视的营销手段。一个成功的设计应该能够向顾客传递两个基本讯息,第一是店铺可供出售的商品和类别;第二是商店的身份、形象和定位。前者是初级层面,是站在商品营销的立场上;而后者则是高级层面,关系到商店想要传达给顾客的讯息。简言之,橱窗就是店铺与顾客在讯息交流上的媒介。透过直接观察店铺的橱窗设计,顾客更容易得出对店铺的评价,继而决定是否进店。橱窗所含有的说服力和真实感远胜电视或者其他平面媒体广告,应好好加以设计利用(图 1-3-2-1)。

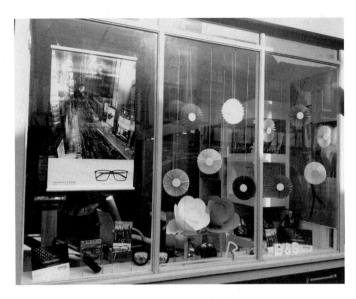

图 1-3-2-1　橱窗设计

一、情境导入

　　朋友新开了一家快时尚眼镜店，以学生为目标顾客。他正烦恼如何布置橱窗，作为一位专业顾问，他希望你能给他一点儿意见，为他制订 3 个橱窗设计的方案。

　　当我们将来从事眼镜零售行业，我们也有机会参与店面的橱窗设计。我们必须认清橱窗是一家商店的灵魂之窗，它能够促进顾客进店，影响顾客对眼镜店的观感。

二、学习目标

1. 熟悉眼镜店橱窗设计的主要模式。
2. 能针对眼镜店的定位提出橱窗设计上的建议。

三、任务描述

　　朋友开了一家快时尚眼镜店，不过他在苦恼如何设计橱窗，请你向他提出 3 个橱窗设计的方案。

四、知识准备

1. 橱窗设计四大目的

（1）抓住顾客眼球	（2）展示热卖产品
（3）建立并强化门店形象和价值	（4）刺激购买欲

2. 橱窗设计四大基本要素

(1) 创造优美的整体形象。

(2) 运用色彩和材料上的对比去制造视觉效果。

(3) 以适当和夺目的道具去辅助橱窗设计主题。

(4) 主题清晰明确,切忌杂乱无章。

3. 橱窗设计的模式 普遍而言,橱窗设计大致有 3 种模式。

| 主题模式 | 产品特写模式 | 综合模式 |

(1) 主题模式:主题模式是指橱窗的设计以特定的事情为基础,并以相应的产品和道具作配合,构建有主题性的设计画面。主题模式一般再细分为 3 种陈列方式,分别是节日陈列、场景陈列和事件陈列。

1) 节日陈列:以庆祝某个节日为主题,橱窗的设计带有节日特色。例如圣诞节时的橱窗可以布置成漫天雪景,并加入一些其他装饰物,重点突出的商品可以是圣诞期间商店推出的热卖礼盒;情人节时,可以浪漫背景、玫瑰、心形图案等作为组合,再组织不同的情侣款眼镜进行陈列。

以节日为主题,能达到突出产品和渲染节日欢愉心情的效果。在节日之时,顾客的购买需求会更强烈,因此,如橱窗设计能与节日相呼应,对于提升销售便事半功倍(图1-3-2-2)。

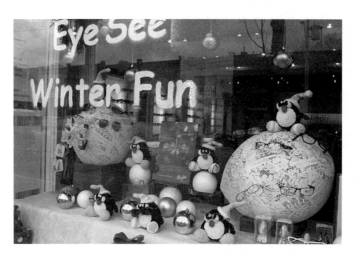

图 1-3-2-2 节日陈列式橱窗

2) 场景陈列:以各种道具、商品、装饰、背景、文字等,设置成特定生活场景,营造一种写实的生活感觉。这种陈列方式能生动地说明商品的用途,感染力强,能够引导顾客联想"我是否也需要这样的商品呢?",从而诱发顾客的购买行为。

例如,在夏天的时候,场景陈列的表现方式可以是以阳光海滩作为场景,利用假人模特、砂粒、沙滩椅、游泳圈等道具,构成人们戴着太阳眼镜享受明媚夏日时光的生活场面(图 1-3-2-3)。

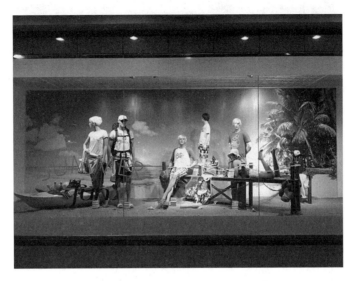

图 1-3-2-3　场景陈列式橱窗

采用场景陈列的方式布置要注意整体真实感和气氛的营造,务求使顾客能够投入其中意境,得到启发,将自身的需要联系到商品上,引起购买欲望。

3) 事件陈列:以社会上热门的活动为主题,在橱窗展示相关联的商品,激发顾客对商品的兴趣。例如奥运会期间,眼镜店橱 窗可以集中展示适合运动员配戴的运动型和功能性眼镜。然而,这种陈列方式并不常用,因为活动总有完结的一天,而活动过后,店铺便会更换橱窗设计,道具和装饰的可用期短,要考虑费用(图 1-3-2-4)。

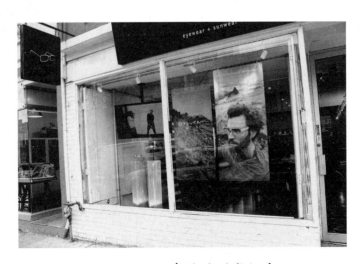

图 1-3-2-4　事件陈列式橱窗

(2) 产品特写模式:产品特写模式是指橱窗重点展示和推荐某个品牌商品,这种方式渲染性比较强,有助于建立品牌形象。这类陈列方式适用于新产品和重点特色商品的宣传上(图 1-3-2-5)。

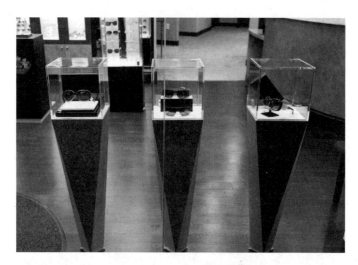

图 1-3-2-5　产品特写模式橱窗

（3）综合模式：综合模式是指把所有不同种类的商品和品牌综合组织陈列，这种陈列方式可一目了然地展示商店所售的各种商品，不过在陈列上要注意尽量把不同类别、功用、价位的商品分类放置，避免出现太杂乱的情况（图 1-3-2-6）。一般大众化档次眼镜店的面积都是有限的，在橱窗陈列上可以考虑堆头形式，一个堆头通常只陈列一种单品，有时也会是几个品牌的组合陈列。

4. 橱窗设计的规划和实践　到底如何着手规划橱窗设计呢？橱窗设计不只是艺术美学上的事，也是实现企业生意目标的一种策略，因此在构想设计上，要针对目标客户。

营销和广告行业人士在制订营销策略的时候，通常会使用 AIDMA 法则（图 1-3-2-7）。AIDMA 的意思是关注（Attention）、兴趣（Interest）、需要（Desire）、记忆（Memory）、行动（Action）。这个法则是指消费者初看到广告商品到最

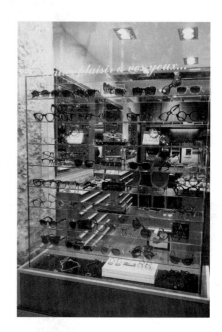

图 1-3-2-6　综合模式橱窗

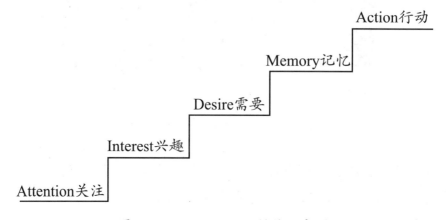

图 1-3-2-7　AIDMA 法则示意图

后购买的五个步骤,简言之,就是消费者购物的心理过程。

在构思橱窗设计的时候,可以考虑套用 AIDMA 法则,从购物者的心态和行为出发,制订合适的橱窗营销策略,提高销售率。

5. AIDMA 内容分析

关注(Attention):顾客被整体橱窗设计吸引,放慢脚步观看。

兴趣(Interest):顾客产生对眼镜店和商品的好奇,注意力由整体设计布局移向具体商品和橱窗设计细节。

需要(Desire):在观察商品的过程中,顾客产生联想,唤起对商品的欲望,接着会想摸一下质感,甚至想试一试。

记忆(Memory):一轮仔细观察过后,顾客脑海浮现不同的问题,琢磨商品与自己是否相配、自己是否拥有类似的商品、商品的外观和功能能否满足自己的要求、价钱是否合理、售后服务等。在思考这些细节的过程中,顾客留下对商品的印象。良好的印象会加快促成第五步行动的实践。

行动(Action):一旦通过所有对购买该商品的考虑,顾客会采取购买行动,这样便完成了橱窗设计帮助现场促销的任务。然而,成功的橱窗设计除了能够达成现场购买,还能够帮助顾客建立品牌识别和提高企业品牌价值。因此,即便没能达成现场购买,顾客也有可能因为橱窗的设计而记住品牌、保留对品牌积极正面的印象,成为未来顾客。

6. AIDMA 法则的实施应用

关注(Attention):以独特性获取关注。同类型眼镜店众多,如何在竞争中脱颖而出?除了品牌本身有良好口碑和信誉外,一个突出的橱窗设计也起了关键作用。顾客进店与否,很多时候取决于橱窗的设计能不能吸引他们的目光。商店可以通过色彩、灯光、主题、布局等营造优美诱人的视觉效果,务求使眼镜店能在周围环境当中区别出来,吸引消费者注意。

兴趣(Interest):以有趣的陈列方式激发好奇。进入第二步,顾客的集中力移至陈列的商品和橱窗的装饰,要激发起顾客对商品的潜在需求,商品的陈列表达方式非常重要。可以考虑运用幽默、惊喜、夸张,或者是有故事性地陈列铺排等,突出商品的功能和价值,这样顾客已经能初步确立对商品的认知和好感。

需要(Desire):运用整体设计和道具,动之以情,诱导联想。第三步往往都是营销和广告设计中最棘手的,怎样才能使顾客意识到自己需要该产品呢?怎样才能激发起顾客购买的决心呢?橱窗设计者必须先理解目标客户的购物心态和购买动机,在设计上满足客户的期望。选用适当的商品道具,诱导顾客的体验联想。

记忆(Memory):注意商品和橱窗设计细节。橱窗作为无声的传讯员,要使顾客对商品形成记忆,商品的外形、功能和价值必须完美地演绎出来。在这个阶段,顾客会产生对商品的疑惑,例如:它是否适合我?它的功能是否能满足我的需要等的问题?而为了帮助释除疑惑,顾客会开始留意橱窗细节,例如整体的设计美感、整洁度、商品的陈列方式、色彩、品质等,种种细节都有助于加深对商品的记忆。

行动(Action):持续创造美好回忆。促成购买行动未必是一朝一夕的事,建立品牌识别更是一个持续性的价值运营的成果。一个好的橱窗设计不需要时常更换,但顾客总是期望看到新的事物。不断为消费者制造惊喜和美好的视觉享受,使顾客心中确立对品牌的忠诚度,这样的话,他们在采取购买行动的时候,便会省却考虑品牌价值这个因素。

7. 成功的橱窗设计的具体衡量标准

(1) 客流量:更换橱窗设计后,店面人流是否增加?

(2) 提及率:进店客人的提问是否有关橱窗所展示的商品?

(3) 销售量:橱窗商品的销售量是否比店内商品的销售量高?

(4) 成交率:店铺整体的成交率是否比之前更高?

五、实施步骤

1. 情景模拟引入案例。

2. 学生代入专业顾问的身份,想出 3 个橱窗设计的方案。

	方案一	方案二	方案三
设计模式			
设计特色			
橱窗展示内容			

六、本课程实施过程的常见问题

1. 学生对设计可能没有很多概念,老师可多作引导。

2. 审美角度因人而异,难以说准怎样的设计才算是最好的。

七、知识拓展

要创造让人眼前一亮的橱窗设计方案,摆设道具可以说是最重要的一环。美观的道具可以衬托商品,塑造氛围,体现出商店品位。市面上有一些专业的橱窗道具制作公司,可以为商店设计高素质的道具(图1-3-2-8)。

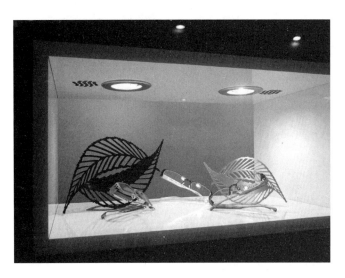

图 1-3-2-8　摆设道具

另一方面,随着科学技术广泛应用于不同的商业环境,眼镜店的橱窗也可以不局限于传统的展示模式,可以考虑运用电子橱窗制造更强烈的视觉效果(图1-3-2-9)。

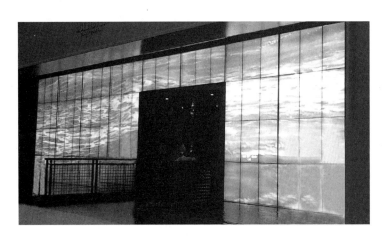

图 1-3-2-9　电子橱窗

●●● **本任务小结** ●●●

主要是通过构思橱窗设计方案,使学生掌握不同橱窗模式的实践方法。

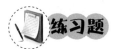

简答题

1. 你觉得橱窗设计的作用是什么？

2. 试描述并分析一家商店的橱窗设计。

（伍超明　赵东达　钟易民）

第二篇　眼镜产品

情境一
认知配镜产品

任务一　认知眼镜架

眼镜营业员不同于其他一般商品的营业员,眼镜销售主要体现的是专业服务和专业技能的销售。因为专业,所以才能够根据不同的顾客选择不同的眼镜架。能够正确地为顾客选择眼镜架不仅是眼镜营业员能力的证明,更是销售专业服务的体现。

项目一　根据顾客脸型选择眼镜架

一、情境导入

> 　　一天,一位顾客来到一家全国知名的连锁眼镜店,想要购买一副眼镜架。她对眼镜营业员说:"我想配一副眼镜,但是不知道自己适合什么样的眼镜架,您看看我的脸型,帮我选一副合适的眼镜架吧! 我相信专家的眼光。"作为一名未来的优秀的眼镜营业员,我们将来在销售的工作岗位上,几乎每天都会碰上这样的客人,让我们帮忙选择眼镜架。那么,我们如何根据顾客的脸型选择眼镜架呢? 在销售的过程中应该遵循什么原则呢?
>
> 　　1. 你能够准确描述顾客的脸型吗?
>
> 　　2. 你能够准确描述顾客的脸型特点吗?
>
> 　　3. 你能够根据顾客的脸型为顾客选择合适的眼镜架吗?

二、学习目标

1. 具备区分顾客脸型的能力。

2. 具备区分顾客脸型特点的能力。

3. 具备根据销售的专业技能为顾客选择眼镜架的能力。

三、任务描述

一位顾客来到眼镜店,要求眼镜营业员帮助自己选择一副适合自己脸型的眼镜架,眼镜营业员通过销售技巧和眼镜架选择的专业知识为顾客选择眼镜架。

四、知识准备

眼镜销售行业不同于其他普通的销售行业,一名专业的眼镜营业员不仅仅销售的是眼镜架,更多销售的是眼镜的专业知识和专业技能。

（一）眼镜销售过程中的顾问角色

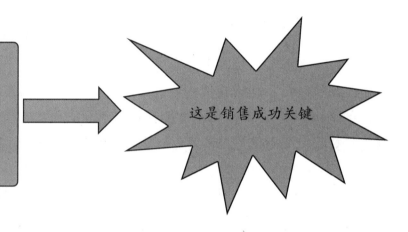

顾问角色要求
◎眼镜专业知识掌握。
◎理解顾客利益。
◎站在顾客的立场上,为其提供合理化建议。

这是销售成功关键

（二）探索顾客需求

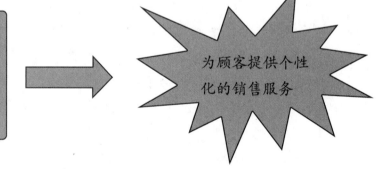

会探索顾客需求
◎明确顾客的购买动机。
◎缩小顾客的需求范围。
◎引导顾客建立选择标准。
◎促使顾客达成购买。

为顾客提供个性化的销售服务

（三）相关知识准备

1. 顾客常见基本脸型及基本特点(图 2-1-1-1)

2. 根据顾客脸型选择眼镜架

正方形脸适合选择圆形镜架,特别是底部是圆形的眼镜架,同时满足眼镜架高度较小而且镜脚的位置较高,这样可以减少棱角过于明显的感觉。(图 2-1-1-2)

长方形脸需要选择用圆形的眼镜架缓解棱角,同时选择高度较大、镜脚位置在中间的眼镜架缩短脸型(图 2-1-1-3)。

考点提示

顾客的脸型根据形状可以分为几种类型?

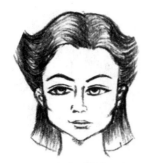 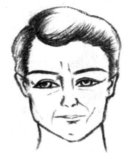 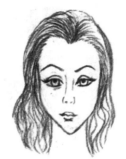

A. 正方形脸　　　　　B. 长方形脸　　　　　C. 心形脸

特点: 方、短、棱角分明　特点: 方、长、棱角分明　特点: 前额较宽、

颧骨突出、下颌窄而尖

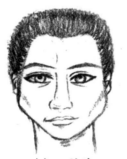 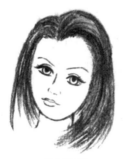 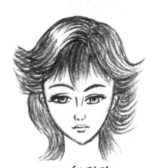

D. 倒心形脸　　　　　E. 圆形脸　　　　　F. 卵形脸

特点: 前额窄、面部宽、　特点: 圆、短　　　特点: 万能脸

尤其下颌宽且突出

图 2-1-1-1　顾客常见的基本脸型及特点

心形脸也叫倒三角形脸,适合选择上面窄,底部较宽的眼镜架,还可以选择镜腿位置较低的眼镜架(2-1-1-4)。

倒心形脸眼镜架选择正好与心形脸相反,需要镜腿位置高、底部较窄的眼镜架(图 2-1-1-5)。

圆形脸需要棱角比较明显的镜架改善脸型的轮廓感,同时需要高度较低、镜腿位置较高的眼镜架"拉长"脸型(图 2-1-1-6)。

卵形脸为理想脸型,骨架并不十分突出,也没有明显的缺点要修饰。但是这种理想的脸型也可能存在一些不完美之处,因此还需根据具体情况选择眼镜架(图 2-1-1-7)。

考点提示

根据顾客各种脸型选择眼镜架的原则。

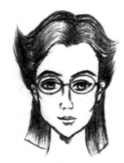 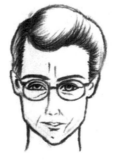 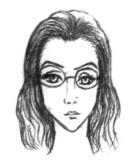

图 2-1-1-2　正方形脸　图 2-1-1-3　长方形脸　图 2-1-1-4　心形脸

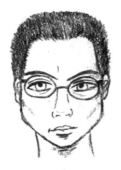 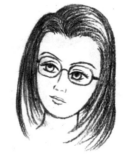 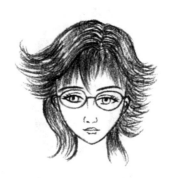

图 2-1-1-5　倒心形脸　　图 2-1-1-6　圆形脸　　图 2-1-1-7　卵形脸

五、实施步骤

1. 情景模拟引入眼镜店销售岗位案例。

2. 请班级具有典型脸型特征的学生上台，引导其他学生讨论。

3. 出示脸型图片，提出学习问题。

（1）人的常见脸型有哪些？

（2）人的常见脸型的特点有哪些？

（3）能否根据脸型为顾客选择一副适合他的眼镜架？怎么做？

4. 学生分组领任务单、讨论、归纳、教师指导。

任务单　根据脸型选择眼镜架

小组_____

脸型分类	脸型特点	眼镜架选择原则	备注

组长点评_____　　　　教师点评_____　　　　日期_____

5. 学生练习

（1）学生分组，每 2 名同学一组，其中一名充当顾客，另一名充当眼镜营业员，互相练习根据顾客脸型选择眼镜架。

（2）学生填空训练。

6. 教师就学习内容的重点和难点作出总结提炼。

六、练习及评价

1. 顾客常见脸形可分为（　　　　）、（　　　　）、（　　　　）、（　　　　）、（　　　　）、（　　　　）等 6 种脸型。

2. 正方形脸的特征是（　　　　）、（　　　　）、（　　　　）。

长方形脸特征是（　　　　）、（　　　　）、（　　　　）。

3. 角色扮演训练

（1）将全班同学分为组，每 2 名同学一组，其中一名充当顾客，另一名充当眼镜营业员，营业员根据顾客的脸型为其选择合适的眼镜架。

（2）用眼镜架和镜子做道具。

（3）教师从旁引导，归纳。

4. 请根据顾客脸型选择眼镜架原则，在下列 9 幅图中判别认为配戴合适眼镜和配戴不合适眼镜的图片，并给出理由。

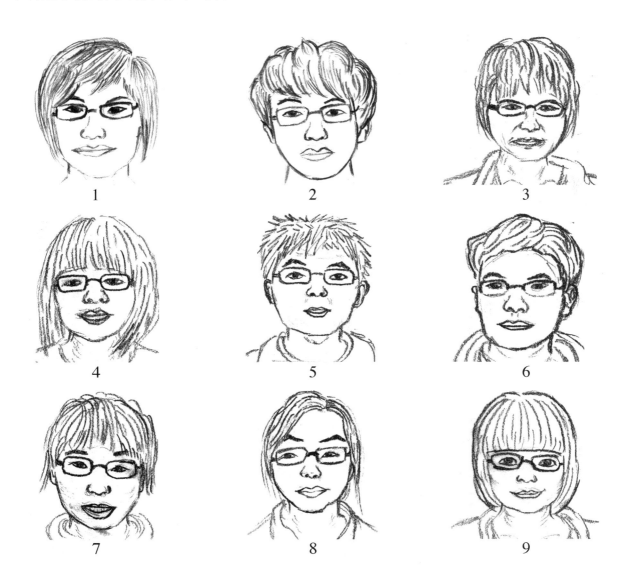

编号	合适(√)	不合适(×)	理由
1			
2			
3			
4			
5			
6			
7			
8			
9			

七、本课程实施过程中的常见问题

1. 学生对不同脸型顾客眼镜架选择的原则容易记混。

2. 在实际选择的过程中,不能灵活运用。

八、知识拓展

在实际销售工作当中,我们除了针对脸庞总体外观来选择眼镜架,有时还要根据顾客的具体情况,对脸部细节美学进行处理。例如,鼻子太挺,可以选择低鼻梁或者双梁眼镜架;鼻子小的顾客可以选择高鼻梁的眼镜架,使鼻梁显得大一些。

双眼距离较近者,可以选择鼻梁处色浅、往镜脚方向颜色逐渐变深的镜架,眼距宽者则相反。

通常,眼镜架顶部应与眉弓平行且高度相近。如果配戴者眉弓很高,尽可能选择深色眼镜架。

●●● 本项目小结 ●●●

主要是通过模拟眼镜店常见的根据顾客脸型销售眼镜架的工作场景,使学生掌握顾客的基本脸型分类、脸型特点及选择眼镜架的原则。

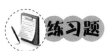

单选题

1. 在眼镜销售过程中,可以根据顾客的脸型来推荐镜架。下列哪种不是顾客的常见脸型?

    A. 长方形脸   B. 圆形脸   C. 心形脸   D. 瘦长脸

2. 正方形脸的特点是

    A. 圆、短   B. 方、棱角分明

    C. 前额窄、脸部宽   D. 方、长棱角分明

3. 心形脸的特点是

    A. 圆、短   B. 方、棱角分明

    C. 前额窄、脸部宽   D. 万能脸

项目二 根据顾客的不同年龄选择眼镜架

一、情境导入

    一对 60 多岁的老夫妇在女儿陪同下来到眼镜店配老花镜。女儿为其父母选择了款式和颜色都比较新颖时尚的眼镜架,但是父母对女儿的选择并不十分满意,于是求助眼镜店眼镜营业员:"你看,我们俩都将近 70 岁了,戴颜色这么鲜艳的眼镜架好看吗?"

    作为眼镜店的一名眼镜营业员,我们每天会碰上不同年龄的顾客来店里购买眼镜架,而每一名顾客因为社会阅历和性格的不同,在购买眼镜架的过程中,会有不同的喜好和要求,我们只有和不同年龄的顾客进行合理的沟通,才能有效地帮助顾客选到满意的商品。

    1. 你能根据顾客的年龄对顾客进行分类吗?

    2. 你能描述不同年龄的顾客的购买特点吗?

    3. 你能够根据顾客的不同年龄为顾客选择合适的眼镜架吗?

二、学习目标

1. 具备根据不同年龄区分顾客的能力。

2. 具备区分不同年龄顾客购买特点的能力。

3. 具备根据不同年龄区别顾客选择眼镜架的能力。

三、任务描述

    一对 60 多岁的老夫妇想配两副老视镜,他们的女儿为他们选了两副眼镜架,老夫妇认为镜架的颜色不符合自己的年龄,想让营业员帮忙选择。

四、知识准备

我们在销售的过程中,经常会碰到不同年龄层次的顾客,他们的性格、阅历、爱好各不相同,我们只有利用自己的销售技能,了解不同年龄顾客的个性、爱好,才能为顾客推荐适合顾客年龄的眼镜架。

(一) 眼镜销售过程中顾客的买点

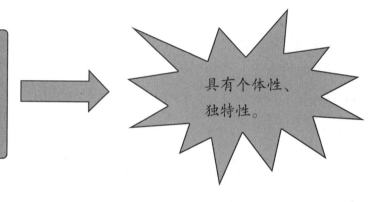

顾客的买点
◎指的是在顾客购买的过程中,一切能使顾客产生购买倾向的有关信息的总和。

具有个体性、独特性。

(二) 顾客买点的分类

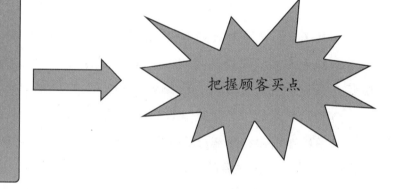

显性买点
◎顾客愿意跟销售人员交流的买点。
隐性买点
◎顾客无法用直观的语言跟销售人员交流的买点
◎促使顾客达成购买。

把握顾客买点

(三) 相关知识准备

1. 顾客的年龄分类及其特点

年轻顾客特点是热情奔放、思想活跃、富于幻想、喜欢冒险,喜欢表现自我和体现个性,自我意识加强,强烈追求独立自主,容易冲动,注重情感。他们思想感情、兴趣爱好、个性特征还不完全稳定,因此在处理事情时,往往容易感情用事,甚至产生冲动行为(图2-1-1-8)。

中年顾客特点是随着年龄的增长,冲动的情绪逐渐趋于平稳,变得理智而冷静,购买眼镜时,计划性和目的性很强,更加注重节俭和商品品质(图2-1-1-9)。

老年人顾客特点是较孤独、言语唠叨。他们思想多半落后于所生活的时代,其乐趣来自自己的孩子的成就,爱回忆过去是他们的显著特征(图2-1-1-10)。

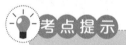
考点提示

顾客根据年龄的分类。

考点提示

根据顾客的年龄选择眼镜架的原则。

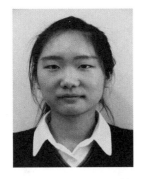 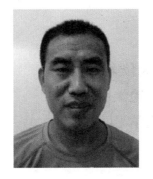 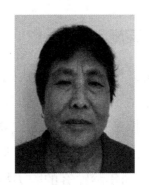

图 2-1-1-8　年轻顾客　　图 2-1-1-9　中年顾客　　图 2-1-1-10　老年顾客

2. 根据顾客的不同年龄选择眼镜架

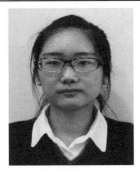 图 2-1-1-11　年轻顾客	给年轻顾客尽量选择款式和颜色都比较时尚和新颖的眼镜架,在一定程度上可以彰显青年人的个性和表现自我独特性(图 2-1-1-11)。
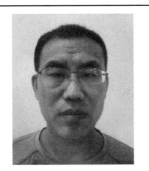 图 2-1-1-12　中年顾客	给中年顾客尽量选择质量比较过硬的眼镜架,款式和颜色比较符合顾客的社会地位,选择的眼镜架能够做到实用,合适的价格与较好的外观做到统一(图 2-1-1-12)。
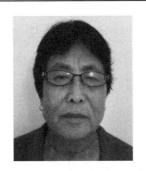 图 2-1-1-13　老年顾客	给老年顾客尽量选择端庄、舒适的镜架,颜色上可以选择上部颜色稍暗、下部透明的眼镜架。这样的眼镜架可以舒缓老年人脸部线条,使年龄显得较轻。当然,在选择的过程中,不可忽视价格对老年人造成的影响(图 2-1-1-13)。

(上述肖像已获本人书面授权)

五、实施步骤

1. 情景模拟引入眼镜店销售岗位案例。

2. 展示不同年龄顾客图片,其他学生讨论。

3. 根据案例和展示图片,提出学习问题。

(1) 顾客根据年龄分为几类?

(2) 不同年龄顾客的购买特点?

(3) 如何根据顾客的年龄来为其选择一副适合他的眼镜架?

4. 学生分组领任务单、讨论、归纳,教师指导。

任务单　根据顾客年龄选择眼镜架

小组_____

年龄分类	不同年龄特点	镜架选择原则	备注

组长点评_____　　　　　教师点评_____　　　　时间_____

5. 学生练习

(1) 学生分组,其中一组充当顾客,另一组充当销售人员。模拟实际工作情景练习根据顾客不同的年龄为其选择眼镜架。

(2) 学生选择填空练习。

6. 教师就学习内容总结提炼。

六、练习及评价

1. 根据年龄可以将顾客分为(　　　　　)、(　　　　　)、(　　　　　)等类型。

2. 角色训练

(1) 将全班同学分为2组,一组充当顾客,一组充当销售人员。

(2) 用眼镜架和镜子当做道具。

(3) 教师从旁指导。

七、本课程实施过程的常见问题

1. 学生对顾客年龄不能准确判断。

2. 在实际选择的过程中,灵活运用稍欠缺。

八、知识拓展

在选择镜架时还需要考虑眼镜架支撑眼镜片的功能:

1. 选择眼镜架时,应当充分考虑眼镜架和眼镜片相互作用的影响:高度数的眼镜片和非球面眼镜片,需要小尺寸、对称、圆形或正方形的眼镜架。

2. 对于单光眼镜片,尤其是非球面眼镜片,选择的眼镜架应使配戴者平视时,视轴能够在中心水平线上方通过。

3. 对于高度散光眼镜片,需要考虑到镜度最高的子午线方向。

•• 本项目小结 ••

主要是通过模拟眼镜店常见的根据顾客的不同年龄销售眼镜架的工作场景,使学生掌握顾客的年龄分类、年龄特点及选择眼镜架的原则。

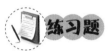

单选题

1. 在眼镜销售过程中,可以根据顾客的不同年龄来推荐镜架,下列哪种不是顾客年龄的分类?

A. 青年顾客   B. 医生   C. 中年顾客   D. 老年顾客

2. 顾客眼镜架选择的原则不包括

A. 肤色   B. 年龄   C. 脸型   D. 收入

项目三 根据顾客的不同肤色选择眼镜架

一、情境导入

一天,三名比较要好的初中生相伴来到眼镜店配眼镜,其中的一名学生说:"我肤色较白,我随便挑一个就好了",另外一个说:"我这么黑,我想选择一款看起来使我显得不那么黑的眼镜。"第三个小女孩说,"我的皮肤不黑也不白,那我应该选择一副什么样的眼镜架呢?还是请销售人员帮我们推荐一下吧?"

作为眼镜店的一名营业员,我们每天会碰上不同肤色的顾客来店里购买眼镜架,他们都会有不同的要求。我们可以根据顾客的不同肤色来帮他们选择适合的眼镜架。

1. 你能对不同的顾客的肤色进行分类吗?

2. 你能描述顾客不同肤色的特点吗?

3. 你能够根据顾客的不同肤色为顾客选择合适的眼镜架吗?

二、学习目标

1. 具备区分不同顾客肤色的能力。
2. 具备区分不同顾客肤色特点的能力。
3. 具备根据顾客不同的肤色选择眼镜架的能力。

三、任务描述

三名初中女生到一家眼镜店配眼镜,想根据各自的肤色选择一款使自己看起来比较漂亮的眼镜架,故请营业员帮忙选择。

四、知识准备

我们在销售的过程中,经常会碰到不同肤色的顾客,他们的性格、阅历、爱好各不相同,我们只有在销售的过程中提高自己的销售技能,才能根据顾客肤色的不同来选择眼镜架。

（一）眼镜销售过程中顾客的卖点

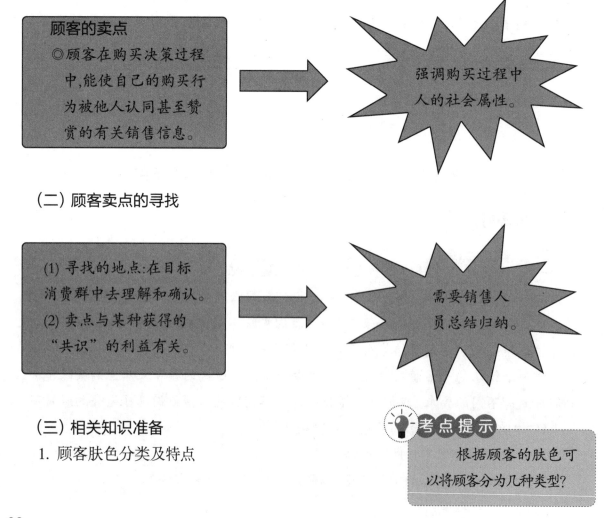

顾客的卖点
◎顾客在购买决策过程中,能使自己的购买行为被他人认同甚至赞赏的有关销售信息。

强调购买过程中人的社会属性。

（二）顾客卖点的寻找

(1) 寻找的地点:在目标消费群中去理解和确认。
(2) 卖点与某种获得的"共识"的利益有关。

需要销售人员总结归纳。

（三）相关知识准备

1. 顾客肤色分类及特点

考点提示

根据顾客的肤色可以将顾客分为几种类型?

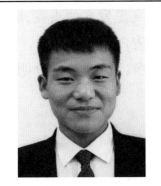

图 2-1-1-14 深肤色型顾客

深肤色型顾客的肤色呈现深象牙色、带青底色的黄褐色、带橄榄色调的棕黄色。眼睛深棕褐色至黑色,很多深肤色型顾客巩膜部分略呈青蓝色。

深肤色型顾客的面部特征:深重、强烈(图2-1-1-14)。

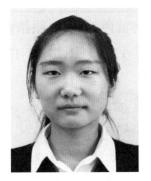

图 2-1-1-15 浅肤色型顾客

浅肤色型顾客头发呈现黄褐色至深棕色,巩膜可呈现淡蓝色,肤色偏浅,不会太厚重。

浅肤色型面部特征:清浅,无鲜明对比(图2-1-1-15)。

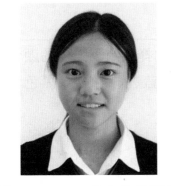

图 2-1-1-16 暖肤色型顾客

暖肤色型顾客头发泛黄,有浅褐色、棕黄色、棕黑色。很多暖肤色的顾客巩膜稍稍发黄。肤色温暖橘色底色(图2-1-1-16)。

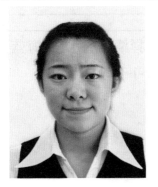

图 2-1-1-17 冷肤色型顾客

冷肤色型顾客头发从棕褐色到黑色都有,眼睛褐色到黑色,肤色青白色,白里透玫瑰粉,青黄色。

冷肤色型顾客面部特征:冷色调、明净(图2-1-1-17)。

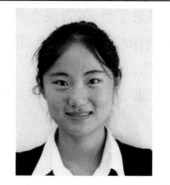

图 2-1-1-18　净肤色型顾客

净肤色型顾客头发黑棕色至乌黑发亮的头发,眼睛黑白分明,很有神采,肤色象牙白、青白。

净肤色型顾客整体特征:明净、清澈、对比分明(图 2-1-1-18)。

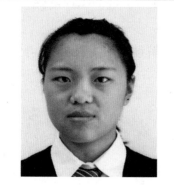

图 2-1-1-19　柔肤色型顾客

柔肤色型顾客头发棕黄色或灰黄色的色调,眼睛黄褐色,皮肤象牙色不会晶莹剔透,像磨砂玻璃(图 2-1-1-19)。

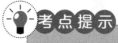

考点提示

根据顾客不同肤色选择眼镜架的原则。

2. 不同肤色顾客的选择特点

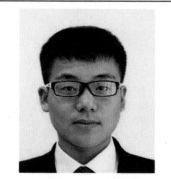

图 2-1-1-20　深肤色型顾客

深肤色型顾客眼镜架适合选择很浓很强烈的颜色。如浓烈的红、浓烈的绿、浓烈的蓝、浓烈的紫、黑色(图 2-1-1-20)。

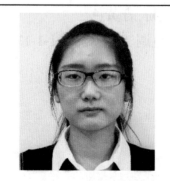

图 2-1-1-21　浅肤色型顾客

浅肤色型顾客眼镜架适合选择清浅的水蓝、海蓝、浅绿、桃粉、杏粉、黄绿、乳白色(图 2-1-1-21)。

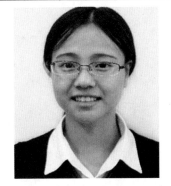

图 2-1-1-22　暖肤色型顾客

暖肤色型顾客选择眼镜架适合选黄绿色、咖啡色、米黄色、驼色、番茄红、铁锈红等颜色（图 2-1-1-22）。

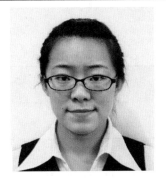

图 2-1-1-23　冷肤色型顾客

冷肤色型顾客眼镜架选择蓝、黑等，使人看起来皮肤有光彩，姿态高雅。还可以选择玫瑰红、梅紫色等颜色（图 2-1-1-23）。

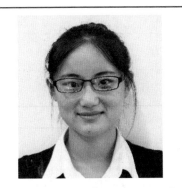

图 2-1-1-24　净肤色型顾客

净肤色型顾客选择眼镜架适合选纯度很高、极端、鲜亮、艳丽、反差比较大的颜色（图 2-1-1-24）。

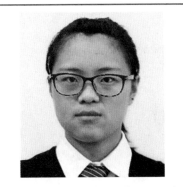

图 2-1-1-25　柔肤色型顾客

柔肤色型顾客选择眼镜架可选择柔和雅致的中等深浅的颜色，纯度不高，每种颜色中有灰色的低调，例如灰绿色、土红色、咖啡色、蓝灰色（图 2-1-1-25）。

（以上肖像已获本人书面授权）

五、实施步骤

1. 情景模拟引入眼镜店销售岗位案例。

2. 展示不同肤色顾客图片,其他学生讨论。

3. 根据案例和展示图片,提出学习问题。

(1) 根据肤色分类有几类顾客?

(2) 不同肤色顾客的特点?

(3) 能否根据顾客的不同肤色来为顾客选择一副适合他的眼镜架?怎么选?

4. 学生分组领任务单、讨论、归纳,教师指导。

任务单 根据肤色选择眼镜架

小组_____

肤色分类	不同肤色特点	镜架选择原则	备注

组长点评_____ 教师点评_____ 时间_____

5. 学生练习

(1) 学生分组,其中一组充当顾客,另一组充当销售人员。模拟实际工作情景,根据顾客不同的肤色,练习为其选择眼镜架。

(2) 学生选择填空练习。

6. 教师就学习内容总结提炼。

六、练习及评价

1. 顾客按照肤色可分为( )、( )、( )、( )( ),( )等类型。

2. 角色训练

(1) 将全班同学分2组,为小组同学的肤色分类,根据不同的肤色选择眼镜架。

(2) 用镜架和镜子做道具。

（3）教师从旁指导。

七、本课程实施过程的常见问题

1. 学生对顾客肤色不能准确判断。

2. 在眼镜架的选择中,不能准确使用学习知识。

八、知识拓展

当我们为顾客选择眼镜时,不仅要考虑脸型、年龄、肤色,还要对眼镜架质量有一定的了解。作为营业员当我们拿到一副眼镜时,我们应该从以下几个角度去观察。

1. 看眼镜架表面　尽量选择表面清晰、有光泽、漆层均匀一致,无剥落、无腐蚀的眼镜架。

2. 看眼镜架标识　正规厂家生产的眼镜除了打上眼镜架的规格尺寸外,还要打上眼镜架的材料、色号等。

3. 看眼镜架造型　把眼镜腿拉开、平放,看镜身与镜腿是否呈一定角度倾斜,镜框大小是否一致,镜架各部件是否对称,金属镜架弹簧腿弹性是否一致,各部件做工是否精细。

4. 看结合点　检查眼镜框与眼镜架的铰链处是否吻合,齿合的高低是否一样,装螺丝的地方是否分明,金属镜架的焊接是否结实等。

●●● 本项目小结 ●●●

主要是通过模拟眼镜店常见的根据顾客的不同肤色销售眼镜架的工作场景,使学生掌握观察顾客的肤色、肤色特点及选择眼镜架的原则。

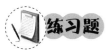 练习题

单选题

在眼镜销售的过程中,可以根据顾客的不同肤色来推荐眼镜架,下列哪项不是顾客的常见的肤色?

A. 青肤色型顾客

B. 深肤色型顾客

C. 浅肤色型顾客

D. 冷肤色型顾客

（党艳霞）

任务二　认知眼镜片

眼镜销售人员不同于其他一般商品的销售人员,眼镜销售主要体现的是专业服务和专业技能的销售。因为专业,所以才能够根据处方和顾客的需求,为顾客选择眼镜片。

项目一　眼镜片的特性

一、情境导入

一天,一位爸爸带着上小学五年级的儿子来配眼镜。孩子从来没有戴过眼镜,这次过来检查主要是因为上课看不清黑板上的字,踢球时看不清自家队员球衣背后的号码。验光师在为孩子做完检查之后,发现两只眼都是 $-2.00D$(200度)。营业员拿出一本厚厚的价目册,让顾客选择镜片。爸爸一看说:"好多镜片啊!"接着对验光师说:"你是专业人士,你觉得我儿子最适合选择哪一款呢?"作为一名验光师,我们该如何利用所学的知识帮助顾客从众多镜片中选择最适合他的一款呢?

1. 你知道哪种镜片会使初戴者戴起来舒服一些吗?
2. 你知道哪种镜片戴起来轻一些吗?
3. 你知道哪种镜片不怕撞击吗?

二、学习目标

1. 熟知镜片的材料。
2. 熟知镜片的物理特性。
3. 熟知镜片的光学特性。
4. 具备眼镜专业销售技能为顾客选择合适的眼镜片。

三、任务描述

一位顾客来到眼镜店,想选择一副好的镜片,眼镜销售人员根据顾客的验光配镜处方,运用销售技巧和眼镜片的专业知识为顾客选择眼镜片。

四、知识准备

要想帮顾客选一副合适的镜片,首先要了解眼镜镜片的各种性能,在考虑某些性能带给配戴者的方便与好处的同时,也要考虑到镜片某些特性的负面影响。作为一名眼镜销售人员,必须根据顾客的屈光状态、用眼情况,向顾客解释,让顾客明白各种镜片之间的不同点,从而按顾客戴镜需求为顾客挑选一款最适合顾客的镜片。

（一）眼镜销售过程中的顾问角色

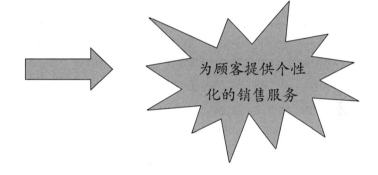

顾问角色要求
◎熟悉镜片种类和基本特性。
◎了解顾客用眼需求。
◎站在顾客的立场上,
　为其提供合理化建议。

→ 取得顾客的信任

（二）探索顾客需求

会探索顾客需求
◎明确顾客的购买动机。
◎缩小顾客的需求范围。
◎引导顾客建立选择标准。

→ 为顾客提供个性化的销售服务

（三）相关知识准备

1. 各种材料眼镜片的特点（表2-1-2-1）

表2-1-2-1　几种常见眼镜片的特点比较

镜片种类	特点
玻璃镜片	普通玻璃镜片折射率较低,在1.49~1.60,阿贝数在50以上
	"超薄镜片""超超薄镜片",折射率较高,一般1.70~1.80,阿贝数在50以下
普通CR-39镜片	是热固性树脂,其折射率为1.5(接近普通玻璃镜片),密度1.32(几乎是玻璃的一半),阿贝数为58~59(只有很少的色散),抗冲击性强(比玻璃高10倍,安全性好),能100%吸收紫外线,化学稳定性好,高透光率,可以进行染色和镀膜处理
中、高折射率镜片	中折射率($n=1.56$)和高折射率($n>1.56$)镜片更轻、更薄。它们的比重与CR-39大体一致(1.20~1.40),但色散较大(阿贝数45)抗紫外线较佳,可以染色和进行各种系统的表面镀膜处理
聚碳酸酯PC	折射率($n_e=1.591$ $n_d=1.586$),出色的抗冲击性(是CR-39的10倍以上),非常轻(比重$=1.20g/cm^3$),100%抗紫外线(385nm),耐高温(软化点为140℃左右)。阿贝数较低($\gamma_e=31$,$\gamma_d=30$),聚碳酸酯材料本身不易着色,通过可染色的抗磨损膜吸收颜色

2. 镜片的特性（表2-1-2-2、表2-1-2-3）

表2-1-2-2 各种镜片光学性能比较

种类	折射率(n_d)	阿贝数(γ_d)	透光率
CR-39	1.498	57.8	89%~92%
PMMA（亚克力）	1.491	57.6	92%
PC	1.586	29.9	85%~91%
中、高折射率	≥1.56	45	92%
冕玻璃	1.523	58.5	92%
重火石玻璃	1.705	41	87%

表2-1-2-3 镜片的物理机械性能比较

性能	CR-39	PMMA	PC	玻璃
比重 /(g/cm^3)	1.32	1.19	1.20	2.6
耐磨性（H）	4H	2H	B	9H
耐冲击性	强	较强	最强	几乎为零
耐热性 /℃	210	118	153	300

（1）折射率：折射率是反映镜片材料折射能力的一个参数。折射率越高的材料、制作出来的镜片越薄，如图2-1-2-1。

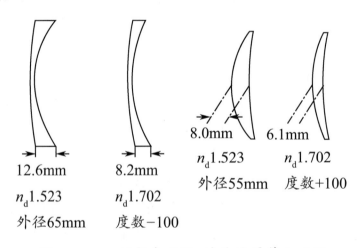

12.6mm

n_d1.523

外径65mm

8.2mm

n_d1.702

度数－100

8.0mm

n_d1.523

外径55mm

6.1mm

n_d1.702

度数+100

图2-1-2-1 折射率不同，镜片的厚薄也不同

（2）阿贝数：它是决定眼镜片色差大小的重要光学参数。阿贝数越大，色散就越小；反之，阿贝数越小，则色散就越大，其镜片的周边部出现色散现象，成像的清晰度就越差。用做眼镜材料的阿贝数为30~60。目前所发现的普通光学材料的阿贝数与折射率也成反比，折射率愈高，阿贝数愈低，色散就越大，如图2-1-2-2。

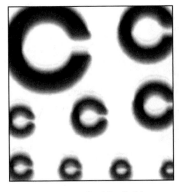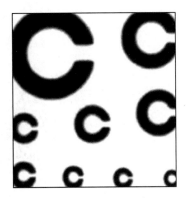

低阿贝数镜片料 　　　　　　高阿贝数材料

（阿贝数31）　　　　　　　　（阿贝数42）

图 2-1-2-2　镜片的阿贝数越小,色散越大

（3）透光率：又称光线透过率或透射比。是视物清晰度的重要指标,无色光学镜片对可见光的透光率应在 92% 以上。光透光比越高,透光性能越好,光线的光能量损失愈小,视物就越清晰。其大小与镜片的反射、吸收、散射有密切关系。人们也通过在眼镜片表面镀上透光膜(或称减反射膜)的方法来提高眼镜片的透光率。

（4）紫外线阻断：太阳光线包含紫外光线、可见光线和红外光线。可见光的波长为380nm~780nm,380nm 为紫光端,超过紫光端为紫外线。习惯上将紫外线分为 3 个波：UVA(315~380nm)、UVB(280~315nm)、UVC(210~280nm)。所以,人们到户外要戴上具有防紫外线功能的眼镜,以预防白内障、视网膜疾病的发生。见表 2-1-2-4,图 2-1-2-3 及图2-1-2-4。

表 2-1-2-4　不同波长的紫外线对人眼的危害

紫外线波长	UVA(315~380nm)	UVB(280~315nm)	UVC(210~280nm)
对眼的损害	可穿透眼睛外表组织而被晶状体吸收,一生中积累过量会引起日照性白内障	可被眼睛外表所吸收,过量的照射导致眼睛外表组织受伤	由于大气层上方的臭氧层的作用几乎不能到达地球表面,对眼影响不大

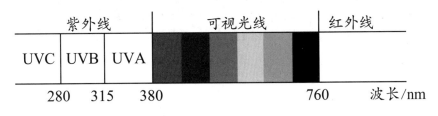

图 2-1-2-3　光谱图

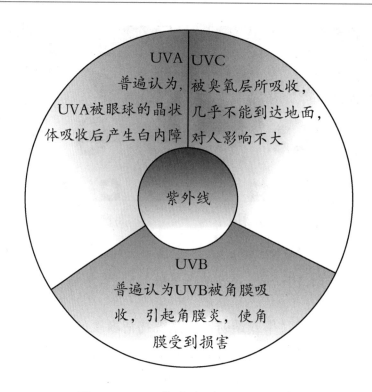

图 2-1-2-4　紫外线对人眼的伤害

（5）抗冲击性：眼镜在配戴到顾客的脸上时，必须要保证能够接受一定程度外力的冲击性，否则太容易碎掉而伤害眼睛。玻璃镜片容易破碎，抗冲击能力几乎为 0，树脂镜片和 PC 片抗冲击能力，特别是 PC 片抗冲击能力最强，即是安全性能最高的镜片。

（6）耐热性能：玻璃镜片的耐热温度是 300℃左右，热稳定性非常高。与玻璃镜片相比树脂镜片的耐热性大大降低，一般受热后会出现细小、均匀的裂纹，图 2-1-2-5。

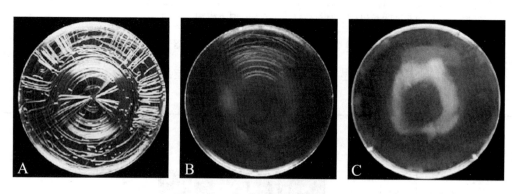

图 2-1-2-5　耐热试验结果

（7）密度和硬度：比重和硬度在眼镜玻璃中是极其重要的参数。一般光学玻璃的比重均比较大，比重和折射率有一定的关系。折射率越大，比重也就越大，镜片的重量就增加。

光学眼镜片的表面要求有一定的硬度，硬度不仅影响使用寿命，而且也直接影响镜片的研磨加工质量和速度。如图 2-1-2-6。

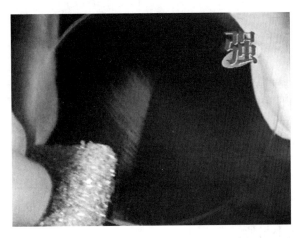

图 2-1-2-6　钢丝绒测试镜片的硬度

3. 镜片的各种性能给配戴者带来的优异功能（表 2-1-2-5）

表 2-1-2-5　镜片的各种性能给配戴者带来的优异功能

眼镜片的主要特性	决定因素	判断标准
折射率	镜片的厚薄	折射率越高,镜片越薄
比重（密度）	镜片的轻重	比重越小、镜片越轻、折射率越大,比重也就越大,镜片的重量就增加
阿贝数	镜片的清晰度	阿贝数越高,清晰度越高
镜片的透光率	镜片的透射比,镜片材料对光的吸收、散射、反射	折射率越高的镜片,透光率越低
镜片的紫外线阻断	材料的紫外线阻断性能	阻断 380nm 以上波长的光线为全防紫外线
抗冲击性	镜片的易碎程度	抗冲击性越大,镜片越不易碎,安全性越高
硬度	镜片的耐磨性能	硬度越大,越不易划痕,影响使用,寿命越长

4. 顾客对眼镜片的基本要求（表 2-1-2-6）

表 2-1-2-6 顾客对眼镜片的基本要求分析表

要求	镜片材料	镜片的光学设计	镜片表面处理
舒适清晰	阿贝数大、色散小密度小,重量轻	非球面设计薄、平、像质清晰	减反射膜处理、透光率高
美观	折射率越高,镜片越薄	非球面设计薄、平	减反射膜处理、无反光
安全	全部切断紫外线,抗冲击性能高		
耐用	硬度大、不易磨损,抗冲击性能高、不易碎		加硬膜处理、硬度增加,不易磨损

五、实施步骤

认识镜片的特性—将镜片的特性转化为顾客的利益—选择合适的镜片。

六、练习及评价

1. 向顾客出示玻璃镜片、树脂镜片和 PC 片,通过以下特性的比较填出 3 种镜片的特性。

	玻璃镜片	树脂镜片	PC 片
安全性			
厚薄度			
轻重感			
耐热性			
耐划伤性			
易染色性			
加工性			

自我评价_____互相评价_____小组评价_____教师评价_____

2. 作为眼镜销售人员,如何把镜片的特性转化为顾客的利益(角色扮演)?

镜片材料的特性	顾客利益
折射率	
比重(密度)	
阿贝数	
镜片的透光率	
镜片的紫外线阻断	
抗冲击性	
硬度	

3. 如果你是一名销售人员,你如何为情境导入中的顾客推介镜片?

顾客的情况	顾客的需求(利益)	营销员考虑因素
小学生		
视物模糊、轻度近视		
喜欢踢足球		
第一次配镜		
适合顾客的镜片是		
确定合适的镜片是		

自我评价_____互相评价_____小组评价_____教师评价_____

4. 动动手(镜片抗冲击性能测试) 拿三片度数一样的镜片,一片是 CR-39 号材质,一片 PC 材质,一片玻璃材质,用小锤子分别砸这三片镜片,你会发现有一片镜片怎么砸都不碎,一片镜片轻轻一砸就碎,一片镜片用点儿力一砸就碎。

通过实验分析三个镜片的特性:

实验	镜片名称	结论
怎么砸都不碎镜片		
轻轻一砸就碎镜片		
用点儿力一砸就碎		

自我评价_____互相评价_____小组评价_____教师评价_____

5. 角色训练　将全班同学分为 2 组,一组充当顾客,一组充当销售人员。用镜片和镜片价格册当做道具,教师从旁指导。

A组顾客	B组销售人员

自我评价_____互相评价_____小组评价_____教师评价_____

七、知识拓展

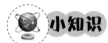 小知识

同学们,看图 2-1-2-7,是不是给高度近视者选镜片及镜架时概念就更清晰了呢?

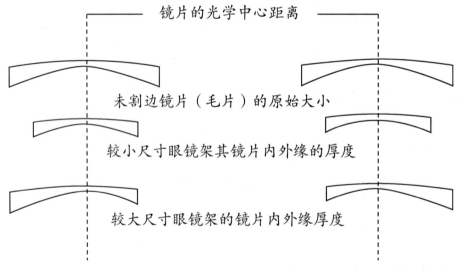

镜片的光学中心距离

未割边镜片(毛片)的原始大小

较小尺寸眼镜架其镜片内外缘的厚度

较大尺寸眼镜架的镜片内外缘厚度

图 2-1-2-7　眼镜架大小和镜片厚薄关系

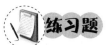练习题

1. 国产超薄镜片大都采用折射率 1.703 5,比重 3.028,阿贝数是（　　　）的钡火石光学玻璃材料。

    A. 30   B. 41.6   C. 34   D. 45

2. 阿贝数是决定眼镜片色差大小的重要光学参数。下面哪一项叙述是错误的？（　　　）

    A. 阿贝数越大、色散就越小   B. 阿贝数越小、色散就越大

    C. 阿贝数越大、成像的清晰度就越差   D. 阿贝数越小、成像的清晰度就越差

3. 根据市场调查的结论看,戴镜者对眼镜片的基本要求是（　　　）。

    A. 舒适   B. 美观   C. 安全   D. 以上都是

4. 折射率是反映镜片材料折射能力的一个参数。下面哪一项叙述是错误的？（　　　）

    A. 折射率越高、镜片越薄

    B. 折射率越大,比重也就越大,镜片的重量就增加

    C. 折射率越小、阿贝数越高、清晰度越高

    D. 折射率越高的镜片、透光率越高

5. 抗冲击性能最强的镜片是（　　　）。

    A. 普通树脂镜片   B. 玻璃镜片   C. PC 镜片   D. 亚克力镜片

6. 配戴最安全的镜片是（　　　）。

    A. 普通树脂镜片   B. 玻璃镜片

    C. PC 镜片   D. 亚克力镜片

7. 超薄、超轻的镜片是（　　　）。

    A. 普通树脂镜片   B. 玻璃镜片

    C. PC 镜片   D. 亚克力镜片

8. 硬度低,最易磨损的镜片是（　　　）。

    A. 普通树脂镜片   B. 玻璃镜片

    C. PC 镜片   D. 亚克力镜片

9. 人们到户外要戴上具有防紫外线功能的眼镜,以预防（　　　）眼病的发生。

    A. 白内障   B. 视网膜黄斑变性

    C. 干眼症   D. 以上都是

10. 对于眼镜片特性的叙述,下列哪一项是错误的？（　　　）

    A. 阻断 400nm 以上波长的光线为全防紫外线

    B. 比重越小、镜片越轻

    C. 硬度越大,越不易划痕,镜片的使用寿命越长

    D. 抗冲击性越大,镜片越不易碎,安全性越高

●●● 本项目小结 ●●●

本项目主要是在门店中,为顾客验光等检查结束之后,如何根据镜片的特性知识来为顾客推荐最为适合的镜片。在本项目中,顾客的特点有两个:

一是首次戴镜,且度数较低。对于这样的顾客,在选择镜片的时候,验光师需要推荐的是高阿贝数镜片。二是运动。对于经常做剧烈运动的顾客,例如,足球、篮球、棒球、排球等,为了防止砸碎镜片损伤眼睛,在选择镜片材质的时候,需要考虑镜片的抗冲击性能。在本项目中,必须要掌握镜片的折射率、阿贝数、密度、抗冲击性能特征。这些特征将会在工作中帮助顾客获得最适合的镜片,体现专业与实际生活之间的密切关系。

项目二　球面镜片和非球面镜片

一、情境导入

　　一天,一位爱美的年轻女士来到了你所在的眼镜店,对销售人员说:"我现在的这副眼镜配戴时间太长了,想要换一副漂亮的。"在验光结束后,验光师发现她的度数比较高,右眼是 $-6.00/-1.00\times180$,左眼是 $-4.00/-1.00\times180$ 的近视。这个时候,作为一名验光师,该如何针对这位顾客的需求给她推荐一款最合适的镜片呢?

　　1. 美观的镜片有哪些特征?

　　2. 什么样的镜片既美观又轻薄,成像清晰、视野宽阔?

二、学习目标

1. 说出眼镜片的设计分类。

2. 熟知球面眼镜片和非球面眼镜片的特点。

3. 学会使用通俗的语言为顾客解释清楚球面镜片与非球面镜片。

三、任务描述

一位高度近视的爱美女士来到眼镜店,要求验光师帮助她选择一副漂亮的眼镜片。那么作为验光师的你,需要掌握哪些方面的专业知识来为顾客提供服务呢?

四、知识准备

一名眼镜销售人员必须要掌握和了解眼镜市场镜片的基本知识,除了眼镜片的种类及特性,还要熟悉镜片的设计,顾客的爱美心理,根据顾客的屈光状态、用眼情况,向顾客解释,让顾客明白各种镜片不同设计的不同特性,从而按顾客戴镜需求为顾客挑选一款最适合顾客的镜片。

（一）眼镜销售过程中的顾问角色

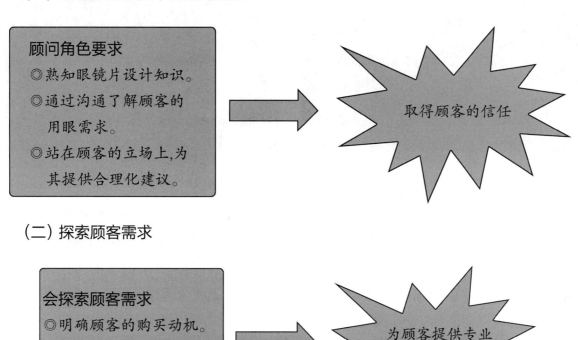

顾问角色要求
◎ 熟知眼镜片设计知识。
◎ 通过沟通了解顾客的用眼需求。
◎ 站在顾客的立场上,为其提供合理化建议。

→ 取得顾客的信任

（二）探索顾客需求

会探索顾客需求
◎ 明确顾客的购买动机。
◎ 引导顾客建立选择标准。
◎ 促使顾客购买。

→ 为顾客提供专业化的销售服务

（三）相关知识准备

从镜片的设计来分,市面上有球面设计镜片、单非球面设计镜片和双非球面设计镜片。

1. 球面设计镜片　根据字面上的意思来解释,所谓的球面设计就是指镜片的前后表面都是球面,设想一下一个镜片的前表面是一个足球的面,后表面是一个篮球的面,这个镜片是一个什么镜片呢?

你会发现这个镜片的中心厚,边缘薄。这种中心厚、边缘薄的镜片,我们称为凸透镜或正透镜(图 2-1-2-8)。

那么,如果镜片的前表面是一个篮球的面,后表面是一个足球的面,这个镜片是一个什么镜片呢?

你会发现这个镜片的中心薄、边缘厚。这种中心薄、边缘厚的镜片,我们称为凹透镜或负透镜(图 2-1-2-9)。

上述的两种镜片的凸面、凹面都使用了球面,所以都是球面设计的镜片。球面设计的镜片存在较大的球面像差,在眼镜直视前方时不会发生,但侧看或配戴大镜框眼镜时,球面像差对视觉真实度会产生很大的影响。

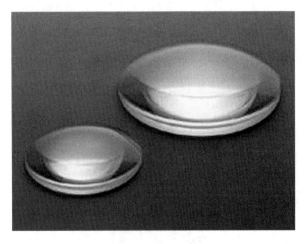
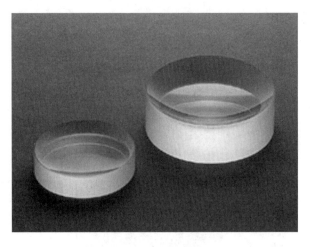

图 2-1-2-8　凸透镜　　　　　　　　图 2-1-2-9　凹透镜

2. 非球面设计镜片　严格讲,凡是折射面不是球面的镜片,就是非球面镜片。现代出现的消像差非球面镜片,实际是指顶周非球面镜片。该镜片从镜片中心到周边,曲率半径逐渐增加(镜片表面逐渐平坦)。镜片折射面,根据所选基弧,计算完善的接近理想的非球面曲线。其非球面曲线接近椭圆面或抛物线。平行光线入射镜片,不论近轴光线还是远轴光线都可以会聚为一点。如图 2-1-2-10。非球面镜片可以减少光学矫正镜片的像差,并使镜片更平,减少镜片放大率。使戴镜者获得更清晰、更薄、更轻的效果。

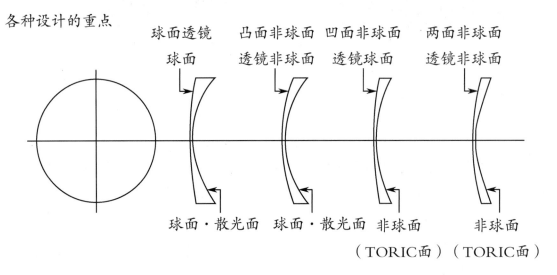

图 2-1-2-10　各种设计的镜片

3. 为什么要做非球面呢?

(1) 与球面镜片相比,非球面镜片有以下特点:

1) 变形小、视野宽阔,通过球面镜片的周边部分看方格图时线条变得弯曲,而通过非球面镜片的周边部分看到的线条几乎感受不到变形(图 2-1-2-11)。

2) 非球面镜片对脸型的改变更小、更美观(图 2-1-2-12)。

3) 比球面镜片更轻、更薄(图 2-1-2-13)。

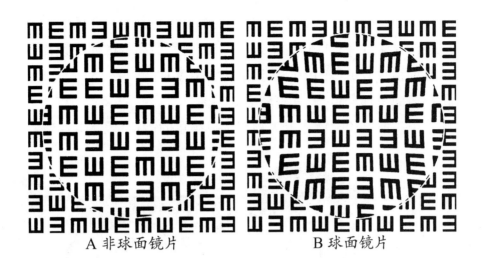

A 非球面镜片   B 球面镜片

图 2-1-2-11　球面与非球面视物真实度的对比

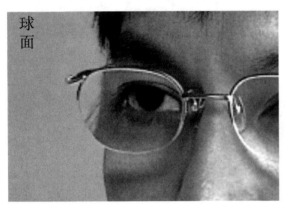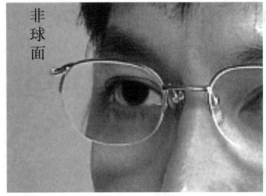

图 2-1-2-12　与球面相比非球面更加美观

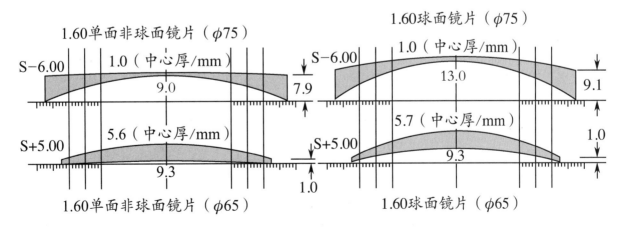

图 2-1-2-13　球面与非球面镜片厚度对比

85

（2）与单非球面镜片相比,双非球面镜片有以下特点:

1）配戴双非球面镜片的视野更宽阔、视力更加敏锐(图 2-1-2-14)。

2）所有光度的光学性能都能得到更好的发挥,特别是高度散光的镜片。

3）比单非球面镜片有更薄的中心厚度或边缘厚度(图 2-1-2-15)。

4）镜片的前表面更加平坦、镜片整体更加轻薄。

4. 根据顾客戴镜情况和配镜需求为顾客选择满意的镜片(表 2-1-2-7)

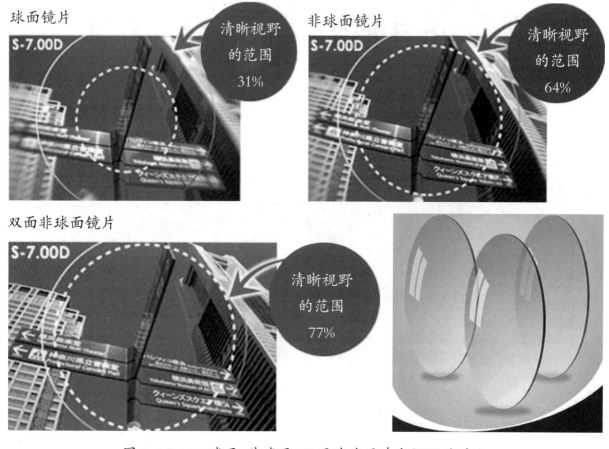

图 2-1-2-14　球面、非球面、双面非球面清晰视野的对比

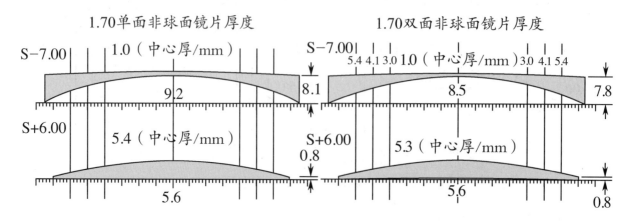

图 2-1-2-15　同折射率的单面非球面与双面非球面厚薄度对比

表 2-1-2-7　根据顾客的原戴眼镜的情况和配镜要求与镜片选择镜片

顾客戴镜情况	镜片材料	镜片设计	选择原则
初次配镜	视屈光度高低选择折射率	选择非球面为主	考虑到配戴者容易适应和乐于接受
常戴角膜接触镜	视屈光度高低选择折射率	选择非球面为主	
常戴框架眼镜	新镜片折射率不能低于旧镜折射率	视客人对于视觉的关注度选择球面和非球面	

顾客原来所配戴眼镜的情况也是配新眼镜要参考的重要方面,对于初次戴镜的和长期使用角膜接触镜的顾客,配框架眼镜时,以选择非球面镜片为主,因为非球面镜片的成像更接近于裸眼视觉,而球面镜片因为存在球面像差,在初次配戴框架眼镜时,往往都需要适应。另外长期配戴框架眼镜的顾客再次配框架眼镜时,都期待新眼镜的视觉效果和外观的美观度好于旧眼镜,最起码要与旧眼镜的视觉状况相同,如果新眼镜的视觉效果和外观情况还不如旧的眼镜,那顾客肯定不会满意的,所以如果顾客旧眼镜比较厚,那么高折射率、非球面设计的镜片肯定能令他满意。

五、实施步骤

认识镜片的设计—将镜片的设计优点转化为顾客的利益—选择合适的镜片。

六、练习与评价

1. 向顾客出示同度数的球面镜片、非球面镜片、双非球面镜片,通过比较、讨论后填出三种镜片的优缺点。

	球面镜片	非球面镜片	双非球面镜片
变形性			
厚薄度			
轻重感			
美观度			
视野			
视物清晰度			
高屈光度数			

自我评价_____ 互相评价_____ 小组评价_____ 教师评价_____

2. 如果你是一名销售人员,你如何为情境中的顾客推介镜片?

顾客的情况	买点分析	营销员考虑因素
爱美的年轻女士		
原戴眼镜时间长		
想要换一副漂亮的		
高度复性近视散光		
喜欢戴大框眼镜		
再次配镜		
顾客合适的镜片是		
确定合适的镜片是		

自我评价_____ 互相评价_____ 小组评价_____ 教师评价_____

3. 动动手(球面镜片设计和非球面镜片的鉴别) 取三片同样的折射率、同样高度数散光、同样尺寸的镜片,一片是球面镜片,一片是非球面镜片,一片是双非球面镜片。选统一规格的大镜框,按 PD65mm 做出三个大小,形状、光心一样的眼镜片。通过实验分析三个镜片的特点:

眼镜片名称	磨制出镜片外观特点	结论
球面镜片		
非球面镜片		
双非球面镜片		

自我评价_____ 互相评价_____ 小组评价_____ 教师评价_____

4. 角色训练 将全班同学分为两组,一组充当顾客,一组充当销售人员。利用球面和非球面设计的道具,向顾客解释非球面设计的镜片的优点推介镜片,教师从旁指导。

A组顾客	B组销售人员

自我评价_____互相评价_____小组评价_____教师评价_____

七、知识拓展

为什么要做非球面呢？原因是：当镜片在使用球面设计时，当材质确定后，折射率、阿贝数便已确定，其屈光度则由前后表面及中心厚度决定。我们在工作中主要接触的是凹透镜，而凹透镜的中心最薄，尤其是度数较高的凹透镜，中心厚度可以薄至1.15mm，因此，我们在考虑的时候，可以将中心厚度忽略不计。如此而言，镜片的屈光度则由前后表面来决定。一个 $-7.00D$ 的凹透镜，前后表面可有无数种组合（表2-1-2-8）。

表2-1-2-8　镜片的组合表

镜片屈光度/D	前表面屈光度/D	后表面屈光度/D
−7.00	0	−7.00
−7.00	+1.00	−8.00
−7.00	+2.00	−9.00

在众多组合中，只有两种组合是最佳的组合。那么什么是最佳的组合呢？

1. 配戴全矫眼镜，然后在你的正前方放一张放射线视标，而后遮盖一眼，此时你会发现放射线视标是等清晰的；将你所配戴的眼镜逐渐倾斜，你有没有发现放射线视标不再等清晰了呢？

2. 拿一块球镜镜片，放在焦度计上，并测量其屈光度，此时焦度计显示是没有散光的；然后将镜片倾斜，你有没有发现焦度计上显示出现了散光？

通过上述两个小实验，你会发现，当镜片倾斜后，原本没有散光的镜片出现了散光，而我们配戴眼镜后，由于倾斜角、镜面弯度等原因，我们很多时候都是在通过倾斜的镜片在看东西,所以就会出现散光,这种散光我们称为像散。为了消除这些由于镜片倾斜而出现的像散,镜片在设计的时候,必须要进行严格的设计。通过研究,我们发现,如果要设计一个没有或者像散很小的镜片,只有两种设计是最合适的。例如,如果要制作一片 −7.00D 的镜片,选择折射率为 1.67 的材料,最佳的组合有两组:①前表面为 +24.00D,后表面为 −31.00D;②前表面为 +7.00D,后表面为 −14.00D。很明显第二组要比第一组更加好看,第一组的后表面如同一个玻璃球那么弯。但其实第二组也不好看,第二组的后表面如同一个大的可乐瓶子那么弯,戴在眼前非常丑陋,而且笨重,不被广大眼镜配戴者接受。

因此,为了让大家接受,就不能按照上面的球面设计去制作镜片。但是如果不这样做,镜片又会引起明显的像散,在这种情况下,就必须要找一种方法既能够保证镜片看起来好看,又能保证没有或者明显降低像散,这种方法就是我们所说的非球面设计。例如,在设计 −7.00D 镜片时,前表面可选择 +2.25D,后表面可以选择 −9.25,然后再通过非球面技术将周边的像散消除,使得配戴者配戴起来不仅美观,而且没有像散。

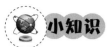 **小知识**

在实践工作中,我们都是通过产品的包装袋上的标注来确定镜片是球面设计的和非球面设计的。由于非球面设计镜片价格要比球面设计贵很多,所以我们要学会鉴别球面设计、非球面设计的几种方法。

1. 肉眼观察法　同一材料、同一度数的球面与非球面相比,非球面镜片更平、更薄、视物更逼真、更自然舒适。因此我们可以对着灯管观看镜片镀膜形状,一般球面镜片反射的灯管较直(高屈光度镜片除外);而非球面镜片由于表面各部位曲率不同,灯管形状弯曲度较大。

2. 弧度表检查法　将弧度表的测量指针垂直于镜片的前表面与后表面,沿着镜片的经线移动,同时观察弧度表的显示,如果镜片某个表面中心与边缘的屈光度发生明显改变,则是非球面设计,反之是球面设计。

3. 焦度计检查法　将镜片置于测量底座上,测量其屈光度,然后将镜片慢慢移开,测量镜片周边的屈光度,如果发现凹透镜的屈光度下降或者凸透镜的屈光度上升,则说明是非球面设计。

●● 本项目小结 ●●

本项目中,学生必须要掌握非球面的设计,在工作中,能够使用最直接、最清晰简洁的语言向对非球面镜片一无所知的顾客介绍其设计与功能,并能够清晰地解释球面设计与非球面设计之间的区别以及优点。验光师要根据顾客的视觉需求进行有针对性的选择。在第一个案例中,除了选择高折射率,还要选择非球面设计,因为非球面设计较球面设计会更薄、更美观,这样的镜片方可以满足顾客的需求。

练习题

1. 球面设计的镜片侧看时或配戴大镜框眼镜时,视觉真实度会降低,这是因为球面镜片周边存在较大的（　　　）。

   A. 色像差　　　　　　B. 球面像差　　　　　　C. 像散　　　　　　D. 彗差

2. 关于非球面镜片的特点,下面哪项是错误的?（　　　）

   A. 变形小、视野宽阔

   B. 对于脸型的改变更小、更美观

   C. 更轻、更薄、更平

   D. 通过镜片的周边部分看方格图时线条变得弯曲

3. 非球面设计的镜片适合下列哪些人配戴?（　　　）

   A. 喜欢配戴大镜框的人　　　　　　B. 高度数、高散光的人

   C. 初次配戴眼镜的人　　　　　　　D. 以上都可以

4. 非球面设计的镜片不适合下列哪些人配戴?（　　　）

   A. 初次配戴眼镜的人　　　　　　　B. 常戴隐形眼镜

   C. 常戴框架眼镜　　　　　　　　　D. 以上都不可以

项目三　眼镜片的镀膜

一、情境导入

　　一中年男子来门店,想配一副眼镜,说准备到内蒙古长期驻扎,以前的那副眼镜磨花了。顾客自我介绍说是某公司的仪器设备工程师,经常要到户外进行仪器设备校对,户外的环境不好,经常会有风沙,有时候调试完设备还一手的油。销售员听完了顾客的需求后,该为顾客选择怎样的镜片呢?

　　1. 你知道这位顾客的眼镜为什么经常容易磨花吗?

　　2. 你知道镜片怎么处理可以减少镜片被磨花吗?

　　3. 你知道什么样的镜片膜层是这位顾客的最佳搭档呢?

　　4. 戴什么样的镜片在拍照时镜片是一片白光,看不到自己的眼睛呢?

二、学习目标

1. 镜片为什么要加膜?

2. 镜片加膜的种类和作用。

3. 镜片表面各种膜层的适应人群。

4. 熟悉眼镜片各种膜层的性能和特点。

5. 分析镜片各种膜层的作用,并向顾客推荐合适的加膜镜片。

三、任务描述

一位 21 岁的大二女生来门店配眼镜,她告诉店员说自己先前戴的那副镜片跟同学拍照时总是看不到自己的眼睛,而同学的则没有这个现象,所以很苦恼,想来店里也配一副可以拍照的镜片。作为眼镜店营销员的你如何向这位顾客解释她的疑问并解决她的烦恼呢?

四、知识准备

(一) 眼镜销售过程中的顾问角色

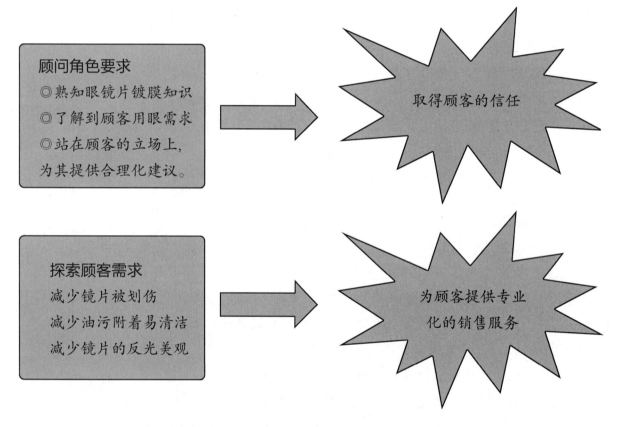

顾问角色要求
◎熟知眼镜片镀膜知识
◎了解到顾客用眼需求
◎站在顾客的立场上,
为其提供合理化建议。

取得顾客的信任

探索顾客需求
减少镜片被划伤
减少油污附着易清洁
减少镜片的反光美观

为顾客提供专业
化的销售服务

(二) 镜片的膜层及其作用

树脂镜片重量轻、不易碎、安全性能高,已占据了每个人的视野。但因其硬度低、易划伤,受到顾客的抱怨。因此眼镜片生产厂家针对树脂镜片的不足进行一系列的表面处理,常见的表面处理有加硬膜、减反射膜、防污膜等各种膜(图 2-1-2-16)。

1. 加硬膜 树脂镜片在日常配戴过程中,会有灰尘和砂粒附着,由于清洗和擦拭不正确,会造成镜片的划伤,在镜片表面产生划痕。镜片表面的划伤不仅影响外观,还会引起散射,导致视物模糊,时间久了还使近视度数加深。为了提高镜片的抗磨损能力,需要在镜片表面镀硬膜,能较长时间保持光学品质和外观,还使其耐划伤,耐用性大大增加。

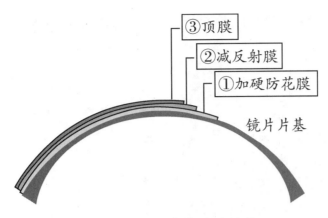

图 2-1-2-16　镜片膜层结构

2. 减反射膜　镀减反射膜的镜片对视觉效果有明显的改变。未镀减反射膜膜层的镜片会产生镜面效应、虚像、眩光等,影响镜片的配戴效果和美观,尤其是光线照射镜片时,镀有减反射膜的镜片可避免镜面反射、消除"鬼影",会明显地降低反射光的亮度,减少配戴者的不适感,使其视野清晰,还会使配戴者眼睛不受阻碍地被看见,外观更美观(图2-1-2-17)。目前的多层减反射膜的厚度约为 0.3μm,多采用氧化钛、氧化锆等高纯度金属氧化物材料,通过蒸发工艺镀于树脂镜片的表面,达到良好的减反射效果。镀减反射膜后会有残留的颜色,多以绿色系为主。对于需要加硬的镜片,要先进行加硬处理再镀减反射膜。

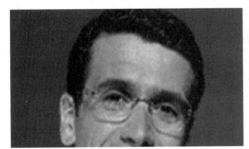
镀减反射膜的眼镜

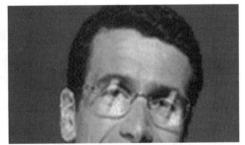
未镀减反射膜的眼镜

图 2-1-2-17　镀减反射膜和不镀减反射膜镜片美观度的比较

3. 抗污膜　镜片表面镀有多层减反射膜后,镜片特别容易产生污渍,而且油污会破坏减反射膜的减反射效果,所以在减反射膜层上再镀一层非常薄的具有抗油污和抗水性能的抗污膜,使水滴和油不易黏附于镜片表面。抗污膜的材料以氟化物为主,可将多孔的减反射膜层覆盖起来,并且能够减少水和油与镜片的接触面积,使油和水滴不易黏附于镜片表面(图 2-1-2-18、图 2-1-2-19)。镀抗污膜多采用真空镀膜的方法。

4. 抗辐射膜　是根据电磁干扰遮蔽原理采用特殊镀膜工艺,经过特殊电导体薄膜处理,使镜片具有抗电磁辐射的功能。抗辐射物质是一种金属化合物,在镜片表面形成一种屏障,将低频辐射及微波进行反射和吸收,有效地滤除电磁辐射波。

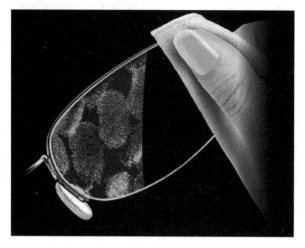

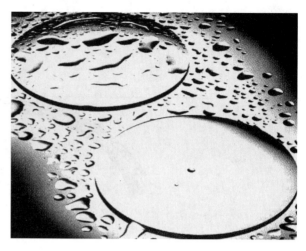

图 2-1-2-18　防油渍易清洁膜　　　　　　图 2-1-2-19　防水易清洁膜

（三）镜片的各种膜层给配戴者带来的优异功能（表 2-1-2-9）

表 2-1-2-9　镜片的各种膜层给配戴者带来的视觉上的优异功能

参考指标	决定因素	判断标准
加硬膜	耐划伤程度	硬度越高,耐划伤程度越强
防反射膜	镜片的透光率	透光率越高,视物越清晰、膜层均匀,透光性能恒定减少镜片的反光
防污膜	镜片是否易清洁	油滴的接触角越大,防污性能越好
防静电膜	镜片是否容易脏	镜片通过摩擦带电后,吸附的细屑越少,防静电性能越强

（四）向顾客推荐合适的加膜镜片（表 2-1-2-10）

表 2-1-2-10　根据顾客的工作和生活环境选择加膜镜片

戴镜环境	镜片的膜层			选择原则
	加硬膜	防反射膜	防水防油污膜	
室内为主	O	O	O	考虑到配戴者使用镜片时的耐用性、易清洁性、视物清晰等
户外为主	O	O	O	
室内外兼具	O	O	O	

　　一般在选择镜片膜层时,要考虑的是顾客眼镜的使用环境。对于树脂镜片来说,加硬膜是一定要具备的。至于防反射膜、防水防油膜的选择,要看顾客是否希望镜片的透光率更高、更容易清洁;或者顾客眼镜使用环境是在灰尘较多的室外、不能做到经常用水清洗眼镜时,就应该配戴防水防油污膜层的镜片。

五、实施步骤

　　认识镜片的镀膜特性—将镜片的膜层特性转化为顾客的利益点—选择合适的镜片。

六、练习与评估

1. 向顾客出示加硬膜树脂镜片、加硬加减反射膜树脂镜片和加硬加减反射膜加防污膜树脂镜片,通过以下特性的比较,为顾客推介好的镜片。

特性	耐划伤程度	镜片的反光	镜片易清洁度	镜片易脏度
加硬膜树脂镜片				
加硬加减反射膜树脂镜片				
加硬加减反射膜加防污膜镜片				

自我评价_____互相评价_____小组评价_____教师评价_____

2. 如果你是一名销售人员,你如何为情境导入的顾客推介镜片?

顾客的情况	顾客的需求(利益)	营销员考虑因素
仪器设备工程师		
眼镜磨花		
户外仪器设备有油		
内蒙古长期驻扎有风沙		
再次配镜		
顾客要合适的镜片是		
确定合适的镜片是		

自我评价_____互相评价_____小组评价_____教师评价_____

3. 动动手

(1) 镜片防污效果测试:拿三片镜片,一片加硬膜树脂镜片、一片加硬加减反射膜树脂镜片,一片加硬加减反射膜加防污膜树脂镜片,用油手擦镜片,然后再用干净镜布擦拭,你会发现有不同的结果。

通过实验分析三个镜片的特性:

眼镜片名称	用油手擦镜片结果	用干净镜布擦拭结果
加硬膜树脂镜片		
加硬加减反射膜树脂镜片		
加硬加减反射膜加防污膜树脂镜片		
结论		

（2）耐磨损性能比较试验：准备一块钢丝绒。选两片光度相同，但材质或者膜层不同的镜片，先将镜片表面擦洗干净，清除任何的产品残余物。标记两个镜片的0°/90°/180°/270°四个方向，然后用准备好的钢丝绒对第一片镜片凸面的四个方向反复摩擦 20 次后，观察镜片表面。镜片 2 重复动作如镜片 1，需要注意的是力度要相同，见图2-1-2-20。

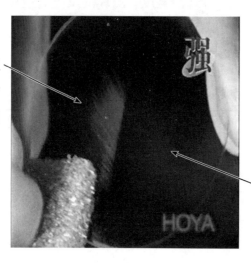

未加硬处理的镜片非常容易被划伤

同等摩擦强度下，加硬处理的镜片未被划伤

图 2-1-2-20　耐磨损性能比较小试验

然后对着灯光观察：比较两片镜片的磨损程度。

眼镜片	镜片 1	镜片 2
镜片表面划伤程度		
耐磨损性能		

4. 加硬膜的树脂镜片的识别试验　选两片光度相同镜片，一只镀硬膜镜片，一只未镀硬膜镜片，首先用镜片敲击桌子听声音，然后观察镜片的颜色亮度，声音清脆、边缘明亮的镜片是经过加硬处理的。

比较两片镜片的桌面敲击的声音和镜片的颜色亮度来识别。

眼镜片	镜片 1	镜片 2
桌面敲击的声音		
颜色亮度		
结论		

5. 角色训练　将全班同学分为两组，一组充当顾客，一组充当销售人员。
用镀膜镜片效果图做道具，或做镜片防污效果实验推介镜片，教师从旁指导。

A组顾客	B组销售人员

自我评价_____ 互相评价_____ 小组评价_____ 教师评价_____

七、知识拓展

国家标准中有专门针对镜片表面镀膜工艺的质量要求,分别是 GB 10810.4—2012《眼镜镜片第4部分:减反射膜规范及测量方法》和 GB 10810.5—2012《第5部分:镜片表面耐磨要求》。

光反射比和平均反射比的国标要求:

1. 镜片单表面的光反射比应小于1.5%,或镜片双表面的光反射比应小于3.0%。

2. 明示光反射比为 W% 的,则测量值应小于1.2W%。

3. 明示平均反射比为 M% 的,则测量值应小于1.2M%。

镜片表面耐磨要求:

最低要求:镜片摩擦范围内不应有可见的划痕磨损和磨损面。

加强型要求:明示有"耐磨"的镜片,镜片经试验和雾度值结果计算后,雾度值应≤0.8%。

●●● 本项目小结 ●●●

本项目中,验光师需要掌握在工作中常用到的耐磨损膜、减反射膜、抗污膜的作用,并且能够根据顾客的需求提供相应膜层的镜片。在第一个案例中,顾客要去内蒙古,且面对风沙与油污的侵扰。因此,需要为顾客推荐耐磨损性能较好、抗油污性能较好的镜片;而在第二个案例中,顾客主要的要求是照相时的反光问题,考虑为顾客推荐减反射性能较好的镜片以满足顾客的需求。

根据以上两个案例,验光师需要多接触真实生活或工作中的环境要求,从而更多、更充分地向顾客推荐合适的镜片。

练习题

1. 树脂镜片镀减反射膜的原理是利用( )

   A. 光的散射原理　　　　　　　　　　B. 光的反射定律

   C. 光的干涉原理　　　　　　　　　　D. 光的折射原理

2. 镜片的顶膜是镀在( )的位置上。

   A. 基片上　　　　　　　　　　　　　B. 减反射膜上

   C. 硬膜上　　　　　　　　　　　　　D. 镜布上

3. 树脂镜片最常用的镀顶膜的方法是( )。

   A. 真空镀膜　　　　　　　　　　　　B. 离子电镀

   C. 浸泡法　　　　　　　　　　　　　D. 磁控阴极法

4. 眼镜片镀膜层中,( )膜层作用定义是错误的。

   A. 增透膜:使反射光减弱,透射光增大

   B. 反射膜:使光线在膜上大部分或接近全部地反射出去

   C. 分光膜:使膜层上的光线按一定的比例反射出去

   D. 滤过膜:允许某种指定的单色光透过或反射

5. 常见的表面处理正确的是( )。

   A. 加硬膜、减反射增透膜、防污膜

   B. 减反射增透膜、加硬防膜、污膜

   C. 防污膜、减反射增透膜、加硬膜

   D. 减反射增透膜、防污膜、加硬膜

6. 树脂镜片的硬度低,易划伤,使用寿命短,必须进行( )表面处理。

   A. 加硬膜　　　　　　　　　　　　　B. 减反射增透膜

   C. 防污膜　　　　　　　　　　　　　D. 防静电膜

7. 镀减反射膜的作用是( )。

   A. 避免镜面反射　　　　　　　　　　B. 消除"鬼影"

   C. 防眩光　　　　　　　　　　　　　D. 以上都是

8. 镀减反射膜的优点是( )。

   A. 减少配戴者的不适感　　　　　　　B. 外观更美观

   C. 视野清晰　　　　　　　　　　　　D. 以上都是

9. 镀顶膜的作用是( )。

   A. 使水滴不易黏附镜片表面　　　　　B. 使油不易黏附于镜片表面

   C. 使镜片易清洁　　　　　　　　　　D. 以上都是

10. 关于镀顶膜的原因,下面哪一项是错误的? (　　　)

A. 镜片表面镀有加硬膜后,镜片特别容易产生污渍

B. 油污会破坏减反射膜的减反射效果

C. 抗污膜的材料可将多孔的减反射膜层覆盖起来

D. 抗污膜能够减少水和油与镜片的接触面积,使油和水滴不易黏附于镜片表面

情境二
认知常见功能性镜片

随着科技的日新月异和人们爱眼护眼意识的不断提高,眼镜已经从功能单一的视力矫正工具发展成为关注安全、健康、舒适、美观的多功能性产品,今天的眼镜镜片不仅可以给戴镜者带来清晰的视力,还能阻止有害光线对眼睛的伤害,从而预防一些眼病的发生发展。面对种类繁多的眼镜产品,如何帮助顾客选择一副适合他(她)的眼镜,是对每一位眼镜行业从业人员提出的挑战。

任务一 认知老视镜类型

一、情境导入

一位中年顾客来到眼镜店,对店里营业员说:"我现在看报纸不太清楚了,想买副眼镜看报纸用。"经过验光师的检查,发现顾客的屈光度为:OD-2.00DS/-0.50DC×90 OS-2.75DS ADD+1.25DS。通过与顾客的沟通,我们了解到顾客的工作不仅需要处理文件,还需要经常使用电脑。面对各种款式功能的镜片,顾客希望得到我们的帮助,我们该如何向顾客推介适合他的镜片呢?

1. 你知道适合老视者的镜片有哪些吗?
2. 你知道这些镜片各有哪些优缺点吗?
3. 你知道怎么向顾客推介这些镜片吗?

二、学习目标

1. 具备根据顾客屈光度及用眼习惯等信息向顾客推介合适镜片的能力。
2. 具备向顾客讲解分析各种镜片优缺点的能力。

三、任务描述

一中年老视顾客想配副可以帮助他看清报纸的眼镜,平时他的工作也会经常使用电脑,顾客希望营业员帮助自己选择一副能满足自己需求的眼镜,营业员通过销售技巧及镜片选择的专业知识向顾客推介合适的镜片。

四、知识准备

(一) 老视镜的分类及优缺点

市场上老视者可以选择的镜片主要包括:单光老视镜片、多焦点镜片(主要是双光镜片)及渐变焦镜片。对于顾客来讲,它们各自的优缺点见表 2-2-1-1。

表 2-2-1-1　各种老视镜的优缺点比较

	单光老视镜片	双光镜片	渐变焦镜片
优点	视野范围大 对戴镜者屈光度无要求 对镜架大小、款式无要求 不需要学习其使用方法 配戴舒适 价格便宜	看远、看近清楚 视野范围较大 价格相对便宜	一副眼镜可以看清远中近各个距离 无像跳现象 使用方便 外表美观
缺点	只能用来看近,看远及中距离不清楚 经常戴摘,容易丢失	中间距离看不清楚,有像跳现象 外表不美观 不适用于屈光参差过大的戴镜者 对镜架的大小有一定的要求 需要学习其使用方法	对于配戴人群有一定的选择 对镜架的大小、款式有一定的要求 配戴初期会觉得视野窄,有泳动感 需要学习其使用方法 价格比较贵

(二) 如何向顾客推介适合的老视镜

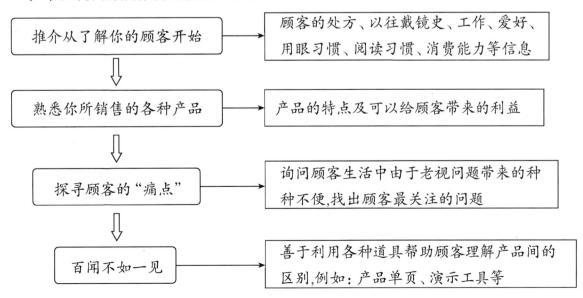

推介从了解你的顾客开始 → 顾客的处方、以往戴镜史、工作、爱好、用眼习惯、阅读习惯、消费能力等信息

熟悉你所销售的各种产品 → 产品的特点及可以给顾客带来的利益

探寻顾客的"痛点" → 询问顾客生活中由于老视问题带来的种种不便,找出顾客最关注的问题

百闻不如一见 → 善于利用各种道具帮助顾客理解产品间的区别,例如:产品单页、演示工具等

五、实施步骤

1. 实际工作情境案例分享。

2. 组织学生讨论各种类型的老视眼镜的特点及给不同顾客所带来的利益。

	产品特点	给顾客带来的利益
单光老视镜		
双光镜		
渐变焦镜		

3. 组织学生总结各种职业的老视者可能出现的各种与视力相关的生活现象。

4. 销售模拟演练

（1）老师准备些顾客的基本资料，包括：现在处方、以往戴镜史、工作、爱好、用眼习惯、消费能力等信息。选出几位学生扮演顾客，并使其了解所扮演顾客的基本信息。

（2）其他学生分组组成几个眼镜店，老师帮助眼镜店准备好各种产品的模拟价格表。

（3）比比看哪个眼镜店的营业额最高？请顾客讲讲这个眼镜店哪里做得最好？

六、本课程实施过程中的常见问题

1. 对顾客的基本情况、用眼需求及以往的戴镜情况的了解不容易做到全面细致。

2. 推介产品时只告知顾客产品的特点，而不能围绕给顾客带来的利益进行介绍。

3. 在实际销售过程中，不能灵活运用各种展示、演示道具。

七、知识拓展

作为一名优秀的营业员，掌握顾客的消费心理非常重要。你的表现是否能获得顾客的认可，顾客对你及你推介的产品是否有信心，是销售能否成功的关键（图 2-2-1-1）。

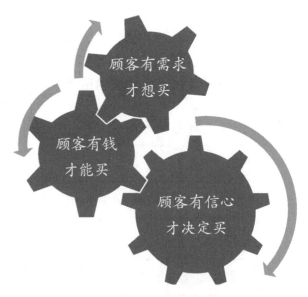

图 2-2-1-1　顾客消费心理

••● **本任务小结** ●••

通过本任务,让学生熟练掌握各种老视镜片的优缺点,学会在销售过程中如何与老视者进行沟通,并为他们推荐合适的产品。

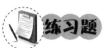

练习题

一、单选题

1. 哪项不是单光老视镜的特点?(　　　)

 A. 只能用来看近   B. 有像跳现象

 C. 价格便宜   D. 视野范围大

2. 哪项不是双光镜的特点?(　　　)

 A. 看远、看近清楚   B. 可以看清中距离

 C. 对镜架大小有一定要求   D. 需要学习使用方法

3. 哪项不是渐变焦镜的特点?(　　　)

 A. 对配戴人群有一定选择   B. 不需要学习使用

 C. 对镜架的大小款式有一定要求   D. 价格比较贵

二、问答题

如何向顾客推介适合的老视镜?

任务二 认知缓解视疲劳镜片

一、情境导入

> 一位年轻的顾客进入眼镜店,对营业员说:"我是个软件工程师,最近看电脑一会儿眼睛就模糊了,我想检查下是不是近视了?"验光师检查发现这位顾客并没有屈光不正,那么我们是否能帮助这位顾客解决问题呢?现代人由于电子产品的广泛使用,越来越多的人在长时间注视屏幕后容易出现视疲劳的现象。据调查,当今 20~45 岁之间的人 70% 都会出现视疲劳的现象。面对有这样需求的顾客,尽我们的能力帮助他们解决问题是我们的职责。
>
> 1. 你知道什么是视疲劳吗?
>
> 2. 你知道哪些产品可以缓解视疲劳?
>
> 3. 你知道哪些人适合配戴抗疲劳的产品?

二、学习目标

1. 了解什么是视疲劳,视疲劳有哪些表现。

2. 掌握目前市场上可以缓解视疲劳的产品特点。

3. 具备向顾客介绍相关产品的能力。

三、任务描述

一位年轻的顾客由于长时间使用电脑出现视物模糊现象,自觉视力变差,来眼镜店检查,希望营业员能帮助他解决问题。营业员根据顾客的情况向他介绍可以缓解视疲劳现象的方案。

四、知识准备

今天,人们的生活越来越离不开各种电子产品,电子产品的广泛使用造成视疲劳现象出现的概率越来越高。据统计,目前世界上有约 2 亿人会在日常生活中受到视疲劳的困扰。

(一)视疲劳的主要症状

视疲劳是一种疲劳综合征,它表现的症状多种多样,最常见的症状如图 2-2-2-1。

(二)造成视疲劳的主要原因

见图 2-2-2-2。

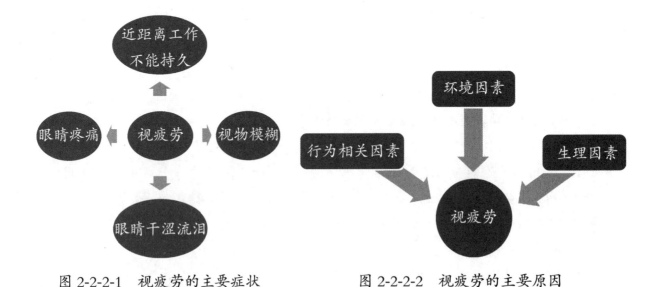

图 2-2-2-1 视疲劳的主要症状   图 2-2-2-2 视疲劳的主要原因

1. 生理因素　如自身调节问题、眼肌问题、神经衰弱等。

2. 环境因素　如光照不足或过强、光源分布不均匀或闪烁不定等。

3. 行为相关性因素　如长时间近距离工作,调节一直处于紧张状态,造成调节肌肉的痉挛,从而出现各种视疲劳的症状。

(三)具有缓解视疲劳功能的产品

见图 2-2-2-3。

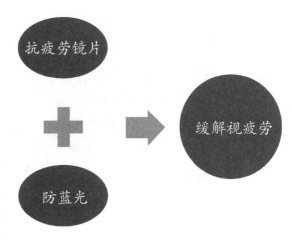

图 2-2-2-3 缓解视疲劳的产品

1. 抗疲劳镜片 抗疲劳镜片是通过在镜片视近区域给予少量的加光,从而减少视近时眼睛调节肌肉的收缩幅度,延缓视疲劳症状的出现。目前市场上抗疲劳镜片的设计分为两类:渐进型抗疲劳和单光型抗疲劳。它们之间的区别见表 2-2-2-1。

表 2-2-2-1 两种抗疲劳镜片的区别

	单光型抗疲劳镜片	渐进型抗疲劳镜片
下加光光度	+0.60D	≥+0.75D
是否分左右眼	不分	分
是否有过渡带	没有	有
是否存在周边区	无	有
是否需要适应	与单光镜片一致	需要时间适应
对镜架尺寸是否有要求	无	有

2. 防蓝光镜片 随着 LED 光源被广泛地使用在电子产品、照明设备上,蓝光对视觉的影响越来越引起人们的关注。据研究发现,蓝光不仅会引起视疲劳,一定强度、一定时间的蓝光照射还会导致视网膜细胞活力下降甚至死亡。目前市场上防蓝光镜片主要通过膜层加强蓝光的反射。

(四)抗疲劳镜片适合哪些顾客

1. 长时间面对电脑的顾客。

2. 有明显视疲劳症状的顾客。

3. 刚刚步入老视,下加光低于 +1.00 的顾客。

4. 使用视疲劳检查卡筛选出顾客,见图 2-2-2-4。

五、实施步骤

1. 实际工作情境案例分享。

2. 组织学生讨论视疲劳的产生机制、症状、对生活的影响及各种解决方案。

3. 学习了解视疲劳检查卡的使用方法。

4. 销售模拟演练 老师准备几种不同年龄、不同职业、不同状态的顾客的资料,看看长时间伏案工作后,您觉得哪个颜色的文字看得更清楚呢?

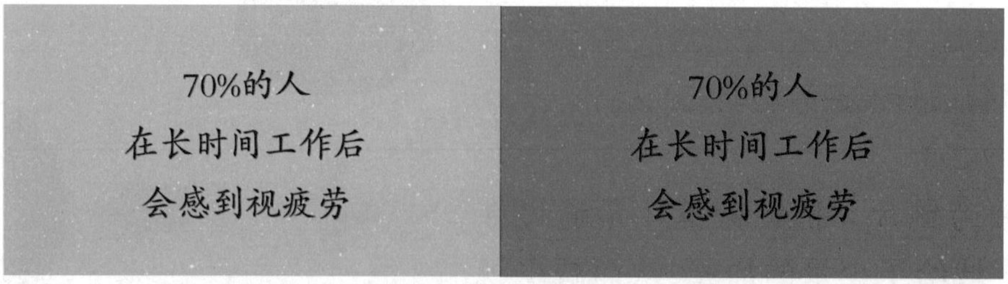

70%的人 在长时间工作后 会感到视疲劳		70%的人 在长时间工作后 会感到视疲劳	
您觉得哪种颜色的字更清晰呢?			原因解释
绿色	红色	没区别	
√			有视疲劳
	√		也许近视没有完全矫正
		√	没有视疲劳

图 2-2-2-4　视疲劳检查卡

给这些顾客推介哪种产品更合适。

六、本课程实施过程中的常见问题

对视疲劳的知识了解不足,不能主动地向合适的顾客推荐缓解视疲劳的产品,尤其容易忽视刚刚步入老视者人群的视疲劳问题。

七、知识拓展

作为一名优秀的营业员,一定要知道顾客购买的是利益,即产品的某个特点所具有的能给顾客带来好处的优点,而不是产品的特点。当我们向顾客推介产品的时候,尝试一下FAB销售方法吧(图2-2-2-5)。

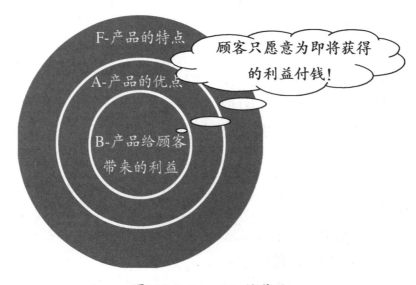

图 2-2-2-5　FAB 销售法

••● 本任务小结 ●••

通过本任务,让学生了解视疲劳发生的机制、症状及解决方案,学会筛选出需要抗疲劳产品的顾客。

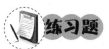 **练习题**

一、单选题

1. 哪项不是视疲劳的主要症状?( )

　　A. 近距离工作不能持久

　　B. 视物模糊

　　C. 眼睛干涩或流泪

　　D. 在光线好的情况下看得更加清楚

2. 哪项不是造成视疲劳的主要原因?( )

　　A. 光线不足或过强　　　　　　　　B. 神经衰弱,睡眠不好

　　C. 饮食不规律　　　　　　　　　　D. 长时间面对电脑

3. 哪个产品可以有效地缓解视疲劳现象?( )

　　A. 抗疲劳镜片　　　　　　　　　　B. 普通近视镜片

　　C. 角膜接触镜　　　　　　　　　　D. 普通太阳镜

二、问答题

单光型抗疲劳与渐进型抗疲劳镜片的区别。

任务三　认知太阳镜

一、情境导入

　　一位顾客来到眼镜店,想选择一副太阳眼镜,她对店员说:"我想买副太阳眼镜,但我又有点儿近视,哪种太阳镜适合我呢?"现在到店里购买有度数的太阳镜的顾客越来越多,可以起到遮阳效果的镜片种类也不少,如何向顾客介绍适合的产品?太阳镜在更换有度数的镜片时需要注意哪些问题? 这些都是一名从业人员需要掌握的。

　　1. 你知道太阳镜的镜片有哪些吗?

　　2. 你知道这些镜片的特点吗?

　　3. 你知道更换有度数的太阳镜镜片时需要注意哪些问题吗?

二、学习目标

1. 了解太阳镜的分类。
2. 掌握各种类型太阳镜镜片的特点。
3. 具备向顾客介绍各种类型的太阳镜镜片的能力。

三、任务描述

一位顾客来到眼镜店,想选择一副有度数的太阳眼镜,希望营业员进行推介,营业员向顾客介绍各种类型的太阳镜镜片及指导顾客选择。

四、知识准备

(一) 太阳镜的分类

1. 按照镜片种类可分为:染色镜片、偏光镜片、光致变色镜片及太阳镜夹片等。
2. 按照镜片的透光性能可分为:浅色太阳镜、常用太阳镜及深色特殊太阳镜。

(二) 各种太阳镜镜片的特点(表2-2-3-1)

表2-2-3-1 各种太阳镜镜片的制作工艺及优缺点

	染色镜片	偏光镜片	光致变色镜片
制作工艺	染料渗入到镜片材料中	偏光滤膜嵌入镜片中	在镜片材料中加入变色物质或通过膜层来变色
优点	颜色非常丰富 制作工艺简单 可按照顾客的样板染色 多种材料、度数可以选择 价格比较便宜	具有非常好的防眩光效果 能够真实地还原色彩 保持色彩鲜艳度 多种材料、度数可以选择	可根据紫外线的强弱而变色 多种材料、度数可以选择
缺点			变色效果会受到温度的影响 变色效果会受到镜片材质、膜层的影响 价格比较贵

（三）太阳镜更换有度数镜片时需要注意的事项

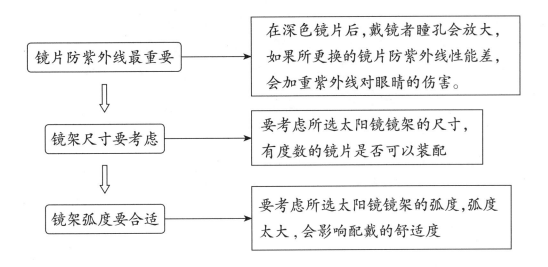

镜片防紫外线最重要 → 在深色镜片后，戴镜者瞳孔会放大，如果所更换的镜片防紫外线性能差，会加重紫外线对眼睛的伤害。

镜架尺寸要考虑 → 要考虑所选太阳镜镜架的尺寸，有度数的镜片是否可以装配

镜架弧度要合适 → 要考虑所选太阳镜镜架的弧度，弧度太大，会影响配戴的舒适度

五、实施步骤

1. 实际工作情境案例分享。

2. 组织学生讨论各种类型的太阳镜的特点及给不同消费者所带来的利益。

	产品特点	给消费者带来的利益
染色镜片		
偏光镜片		
光致变色镜片		

3. 学习了解常见演示道具的使用方法，例如：染色镜片的样板、偏光镜片、光致变色镜片的演示道具。

六、本课程实施过程中的常见问题

在实践中容易忽视一些大弯度的太阳镜架是否可以搭配处方镜片及配上处方镜片后对戴镜者舒适度的影响。

七、知识拓展

当我们推介产品给顾客的时候，我们经常会受到顾客的质疑："你介绍的产品有这么好吗？""这个产品对我有用吗？"等。如何应对顾客提出的质疑呢？试试 3F 策略吧（图 2-2-3-1）。

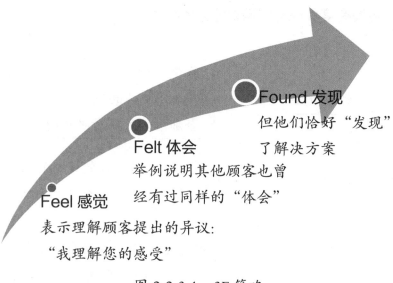

图 2-2-3-1 3F 策略

●● **本任务小结** ●●

通过本任务,让学生熟练掌握各种太阳镜镜片的优缺点,掌握销售需要更换有度数镜片的太阳镜镜架的选择。

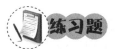

一、单选题

1. 下面哪项不是光致变色镜片的优点? (　　　)

　　A. 变色速度快　　　　　　　　　B. 变色程度深

　　C. 变色效果受温度的影响　　　　D. 日常配戴型眼镜

2. 下面哪项不是偏光镜片的优点? (　　　)

　　A. 防眩光　　　　　　　　　　　B. 真实还原色彩,色彩鲜艳

　　C. 有各种材料和度数可以选择　　D. 镜片颜色丰富

3. 下面哪项不是染色镜片的优点? (　　　)

　　A. 制作工艺复杂　　　　　　　　B. 价格比较便宜

　　C. 有各种材料和度数可以选择　　D. 可按照顾客要求染色

二、问答题

太阳镜在更换有度数的镜片时需注意哪些方面?

任务四　认知角膜接触镜

角膜接触镜是指直接附着在角膜表面的泪液层上,与人眼生理相容,能达到矫正视力、美容和治疗等目的的镜片。由于其薄而透明,从外观上不容易被人发现,所以也被称

为隐形眼镜。角膜接触镜及护理液属于国家药品监督管理局发布的《医疗器械分类目录》中"植入体内或长期接触体内的眼科光学器具",在我国属于第三类医疗器械,其经营和销售必须取得生产经营许可证。目前市场上的接触镜按照材质软硬分为软性角膜接触镜和硬性角膜接触镜;较为常见的为软性角膜接触镜。顾客验配角膜接触镜时,必须严格遵守角膜接触镜验配规范,选择规范的经营场所验配。

项目一 选择彩色镜片

一、情境导入

> 李某,女,21岁,在校学生,爱运动和旅游,外出时会戴太阳镜,希望让眼睛看起来大而闪亮。经视光验配中心验光检查后无屈光不正。她向专家请教,市场上的各类接触镜该如何选择,需要注意什么?戴隐形眼镜会不会对角膜造成损伤?作为眼镜店的销售人员,有责任为顾客选择最适合的接触镜,以确保接触镜配戴的安全、舒适和增视。在实际工作中,接触镜不是简单的销售,而是结合专业知识背景下的科学推介。
>
> 1. 如何能满足李某眼睛看起来大而闪亮的要求?
> 2. 如何为顾客推荐安全的彩色镜片?

二、学习目标

1. 了解接触镜的概念、接触镜的分类。
2. 掌握目前市场上常见接触镜的产品特点。
3. 具备向顾客介绍接触镜的能力。

三、任务描述

一位年轻的顾客出于爱美之心希望选择一副合适的隐形眼镜,那么如何为她选择适合的接触镜呢?销售人员要能够根据顾客的需要和眼科检查的结果向顾客介绍适合配戴的接触镜类型。

四、知识准备

(一)角膜接触镜相关概念

软性角膜接触镜按照有无色素分为透明软镜和美容性软镜;按照配戴时间分为日戴、弹性配戴、长戴镜片和夜戴镜片;按照更换周期分为传统式、抛弃式和定期更换式;商业销售中按照使用周期分为日抛、月抛、季抛和年抛等。

(二) 美容性软镜分类

美容性软镜是指将镜片的瞳孔区加入一定的色素后,改变眼睛虹膜的颜色或遮盖角膜非光学区的白翳,起到美容、化妆作用,分为彩色镜片和美容镜片。

1. 彩色镜片 彩色镜片是指色素颜色与虹膜颜色不同,配戴此类镜片可改变眼睛的颜色(图 2-2-4-1)。其具有夸张的效果,适合特殊场合使用,如国外万圣节的化装舞会等。因色素层要遮盖整个虹膜部分的颜色,所以瞳孔区一般较小,在光线较暗时容易出现视物遮挡。

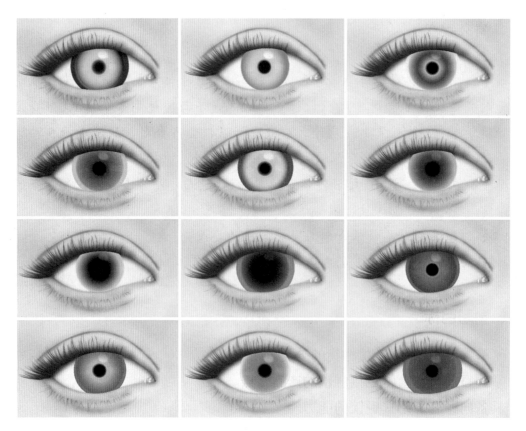

图 2-2-4-1 彩色镜片的不同样式

2. 美容镜片 美容镜片是指色素的颜色与虹膜颜色基本一致,由于增加了角膜外环的直径,使眼睛显得更大、更有神(图 2-2-4-2)。因此类镜片的美容效果不易察觉为配戴接触镜的效果,展现出自然的美丽,适合日常使用,深受爱美人士的喜爱。

(三) 彩色接触镜生产工艺

目前市场上的美容镜片生产工艺包括"三明治"工艺和印染工艺。采用印染技术,色素层直接接触眼睛,对于眼部造成刺激,有些产品甚至发生过色素脱落。

因此,为顾客推荐时要选择"三明治"工艺的镜片(图 2-2-4-3)。

(四) 彩色接触镜的应用

1. 爱美的年轻人士。

2. 角膜瘢痕顾客 已无法通过手术改善视力时,为了改善外观,将印有虹膜和瞳孔

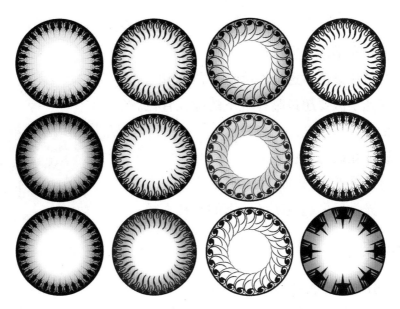

图 2-2-4-2 美容镜片的不同花纹

颜色的镜片配戴在患眼上,起到美容的效果。

3. 带有虹膜色素的镜片 对白化病患者和虹膜缺损患者可起到遮光的作用,戴色素的虹膜还可以帮助配戴者在视近物时由于景深的增加而提高视力。

4. 色盲片 色盲片能有效改善色盲及色弱患者的色觉,从而帮助其提高对色调的辨别能力。

(五)彩色角膜接触镜的卖点

1. 健康安全

考虑因素:镜片色素是否与眼睛直接接触。

对眼睛影响:引发角膜上皮缺损或过敏反应、结膜炎

等眼部损伤,甚至造成眼部的感染,使眼睛受到不同程度的伤害。

建议:"三明治"工艺优于印染工艺。

2. 轻薄舒适

考虑因素:戴镜舒适程度与透氧性。

对眼睛影响:引发角膜缺氧相关并发症。

建议:挑剔的顾客推荐厚度较薄的镜片。

3. 紫外线防护

考虑因素:对 UVA 和 UVB 的防护能力。

对眼睛影响:视力降低、白内障、雪盲等。

建议:选择具备防紫外线的角膜接触镜,在夏季烈日或强炫光条件下,戴太阳镜或运动防护镜。

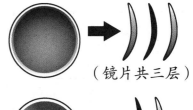

（镜片共三层）

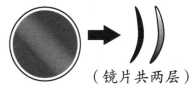

（镜片共两层）

图 2-2-4-3 "三明治"工艺与印染工艺

4. 视物效果

考虑因素：镜片光学区的大小。

对眼睛影响：镜片染色后透光性降低，视野变小。

建议：镜片的光学区要超过暗环境下的瞳孔直径。

5. 美容效果

考虑因素：镜片花纹与颜色。

对眼睛影响：视野变小，犹如"管中窥物"。

建议：镜片的光学区要超过暗环境下的瞳孔直径。

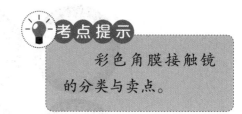

考点提示

彩色角膜接触镜的分类与卖点。

五、实施步骤

1. 情景模拟引入眼镜店销售岗位案例。

2. 组织学生对眼镜店销售的美容镜片进行调查，讨论接触镜的类型。

3. 分析不同颜色的接触镜适用人群

肤色或衣服颜色	镜片颜色	销售卖点
红色		
蓝色		
棕色		
绿色		
黑色		
其他		

4. 使用防紫外线道具向顾客演示镜片防紫外线的效果。

5. 学生分组模拟演练。

六、本课程实施过程中的常见问题

1. 学生难以区分角膜接触镜的更换周期和配戴方式。

2. 角膜接触镜的选择一定是在全面的验配检查后，要考虑为顾客选择健康、安全、舒适的角膜接触镜并定期复诊。

七、知识拓展

美容性接触镜是一类特殊的镜片，可对角膜白斑、老年环、虹膜异色综合症、白化病、知觉性斜视等起到美容效果。通常该类软性接触镜中心部约有 2~3mm 的透明瞳孔区，中心区外为不透明棕色或彩色的镜片。适应证为先天无虹膜症、外伤性瞳孔散大或虹膜缺损和白化病等。

●●● 本项目小结 ●●●

通过模拟眼镜店常见的彩色角膜接触镜销售的工作场景,使学生掌握彩色角膜接触镜的分类和制造工艺,为顾客选择适合的彩色软性角膜接触镜。

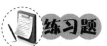

单选题

1. 下列角膜接触镜中,配戴最健康的是( )。

    A. 日抛   B. 月抛

    C. 半年抛   D. 年抛

2. 下面角膜接触镜的配戴方式中,最安全的是( )。

    A. 日戴   B. 弹性配戴

    C. 长戴   D. 夜戴

3. 接触镜属于( )医疗器械。

    A. 第一类   B. 第二类   C. 第三类   D. 第四类

项目二　选择不同更换周期镜片

一、情境导入

李某,男,大学生,爱打篮球和户外运动,之前一直戴框架眼镜。最近希望尝试隐形眼镜,去眼镜店的时候店员推荐他使用年抛镜片。他想知道到底什么样的镜片最好,年抛镜片戴的时间长了对眼睛有没有影响。作为眼镜店的销售人员,怎样结合顾客需求为顾客推荐适合的角膜接触镜?

1. 年抛镜片到底好不好? 为什么?

2. 为顾客推荐角膜接触镜时应考虑哪些因素?

二、学习目标

1. 了解市场上不同周期的镜片。

2. 对比不同周期镜片的特点。

3. 具备向消费者介绍角膜接触镜的能力。

三、任务描述

一位年轻的大学生,喜爱运动,如何为他选择一副合适的隐形眼镜? 销售人员应根据消费者的需要和眼科检查的结果向他介绍适合配戴的接触镜类型。

四、知识准备

(一) 角膜接触镜按照配戴周期分类

1. 传统式角膜接触镜 镜片更换周期为 3 个月~1 年。很多顾客会超期使用,直到镜片破损后才更换。

2. 定期更换式角膜接触镜 镜片的使用期限为 1 周~3 个月。镜片按常规方式护理,达到规定的时限后进行更换。

3. 抛弃式角膜接触镜 此类镜片仅使用一次,每次取下即抛弃,镜片不需要用护理产品进行规范护理。目前市场上有连续配戴 30 天才更换的镜片。

(二) 传统式镜片与日抛式镜片对比(表 2-2-4-1)

表 2-2-4-1 传统式镜片与日抛式镜片对比

	传统式镜片	日抛式镜片
使用周期	3 个月~12 个月	1 天
安全系数	较低	高
护理液	需使用	不使用
柔软度	偏硬	柔软
戴镜难度	低	高

(三) 角膜接触镜配戴,越短越健康

更换镜片的时间越短,镜片上的沉淀物越少,戴镜者感觉更舒适,视力更清晰,更健康,投诉问题更少。另外,配戴时间短可以减少镜片因老化、变形、破损等原因引起的配戴不适。目前的软性角膜接触镜配戴潮流可以概括为越短越健康、最短最健康。

五、实施步骤

1. 情景模拟引入眼镜店销售岗位案例。

2. 组织学生对市场进行调查,分析不同品牌镜片的使用周期有哪些?

镜片周期	品牌	Dk/t	材料	价格

3. 对比了解传统式接触镜的销售与抛弃式接触镜的销售。

4. 学生模拟演练。

六、本课程实施过程中的常见问题

1. 在销售中,很多眼镜店对于学生等顾客群会优先推荐传统式镜片,应告知学生传统式镜片只是含水量相对偏低,成形性好,但是镜片时间越短越健康。

2. 要培养顾客良好的接触镜护理习惯。

七、知识拓展

隐形眼镜的使用中除定期更换外,选择好的材料也非常重要。如新型的硅水凝胶材料就被广为关注。硅水凝胶镜片是在水凝胶镜片的基础上加入了硅的成分。硅材料良好的透氧特性使硅水凝胶镜片的透氧性能明显增加,镜片的 Dk/t 值是普通水凝胶镜片的4~6倍。配戴后的角膜表面氧水平接近于未戴镜的角膜氧供水平。

••● 本项目小结 ●••

通过模拟眼镜店常见的不同配戴周期接触镜销售的工作场景,使学生掌握接触镜的配戴周期分类,为顾客选择适合的接触镜。

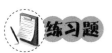
练习题

选择题

1. 下面哪种接触镜配戴最健康?(   )

 A. 日抛   B. 月抛   C. 半年抛   D. 年抛

2. 不属于日抛镜片优点的是(   )。

 A. 健康   B. 安全

 C. 不使用护理液   D. 价格低廉

项目三   选择不同含水量镜片

一、情境导入

刘小姐在办公室负责会计工作,夏季办公室整体开空调,每天使用电脑超过7小时,喜欢用手机上网聊天。经屈光检查,无近视度数。希望选择隐形眼镜,但是面对市场不同含水量的镜片不知如何选择?

1. 什么是含水量?

2. 含水量对镜片的影响?

3. 眼干的顾客如何选择镜片?

二、学习目标

1. 了解市场上不同含水量的镜片。
2. 掌握不同含水量镜片的特点。
3. 具备向消费者介绍不同含水量接触镜的能力。

三、任务描述

一位职场白领女士,长期在空调环境下工作,如何为她选择一副合适的隐形眼镜。销售人员应根据消费者的主诉和眼科检查的结果,向她介绍适合配戴的角膜接触镜类型。

四、知识准备

(一) 含水量

含水量是软性角膜接触镜的一个重要参数,镜片因为含水所以才是软性的,含水量的多少决定了镜片的特性。含水量越高,镜片比较柔软,但也比较容易变形,因为它脱水变干越快;反之,含水量越低,镜片相对坚硬,变形程度小,脱水变干的时间越长。含水量可分为:低含水 50% 以下,中含水 51%~60%,高含水 >60%。

(二) 含水量对镜片性能的影响(表 2-2-4-2)

表 2-2-4-2 含水量对镜片性能的影响

性能指标	低含水量材料	中含水量材料	高含水量材料
折射率	1.45~1.42	1.42~1.40	1.40~1.36
含水量 /%	35~50	51~61	61~80
Dk/ $[10^{-11}(cm^2/s)(mlO_2/ml·kPa)$ @25℃$]$	8~11	16~18	30~45
弹性模量 /(Pa×10⁴)	75~140	70~110	65~80
密度 /(g/cm³)	1.15~1.25	1.10~1.20	1.05~1.15
镜片直径 /mm	13.0~15.0	13.0~15.0	13.0~15.0

(三) 销售中含水量不同镜片的卖点分析

1. 高含水镜片 同样材质,含水量越高,透氧性能越好,镜片也越柔软,戴着就越舒适。正因为这样,很多人就单纯地理解为镜片的含水量越高就越好,事实是不是这样呢?当然不是,见如下说明。

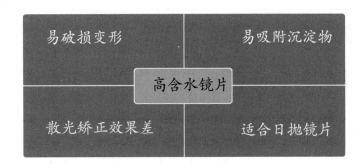

2. 中含水镜片　对于水凝胶材质的镜片来说,中含水的镜片透氧性较好。

3. 低含水镜片　较低的含水量则可以换来延长镜片寿命,减少附着沉淀物,矫正轻微散光等有利因素,可以用来做半年抛、年抛型的隐形眼镜。

请思考:

(1) 眼干的顾客该选择高含水还是低含水镜片呢?

眼睛干燥的配戴者应选择低含水量的镜片,使镜片只吸收较少的泪液,留较多的泪液湿润角膜。配戴隐形眼镜的时间较长时,镜片本身的水分会因为蒸发而流失,这个时候镜片会吸取泪液保持原来的含水量。因此,长时间配戴隐形眼镜时,含水量越高就越容易导致眼干,这点千万要注意,很多人的理解可能刚好是相反的。如果本身眼睛泪液较少,容易眼干,或者配戴的时间较长,应尽量选择含水量较低的隐形眼镜。相反,如果眼睛泪液较多,配戴的时间也比较短,则可以选择含水量较高的隐形眼镜。

(2) 眼干的顾客只能选择低含水镜片吗?

低含水的水凝胶镜片透氧性低,对眼部的健康不利;选择有保湿因子的镜片或新一代硅水凝胶镜片可以更好地缓解眼干。

五、实施步骤

1. 情景模拟引入眼镜店销售岗位案例。

2. 组织学生对市场进行调查,分析不同含水量镜片有哪些?

品牌	镜片含水量	更换周期	材料	卖点

3. 学生模拟演练。

六、本课程实施过程的常见问题

1. 在销售中,很多眼镜店对于学生等顾客群会优先推荐低含水镜片,应告知学生传统式镜片是低含水镜片,只是成形性好,但是镜片可以有多样化选择。

2. 要培养顾客良好的接触镜护理习惯。

七、知识拓展

美国食品与药品管理局(FDA)根据单体种类及材料的含水性能将接触镜分为四类,见表2-2-4-3。

表2-2-4-3 美国FDA对软性接触镜材料的分类

	I	II	III	IV
含水量	<50%	>50%	<50%	>50%
单体种类	非离子	非离子	离子	离子

●●● 本项目小结 ●●●

通过模拟眼镜店常见的不同含水量接触镜销售的工作场景,使学生掌握接触镜的含水量分类,为顾客选择适合的接触镜。

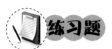 **练习题**

选择题

1. 某品牌接触镜,含水量36%,月抛型,属于(　　　)。

　　A. 低含水量　　　　　B. 中含水量　　　　　C. 高含水量

2. 某品牌接触镜,含水量59%,日抛型,属于(　　　)。

　　A. 低含水量　　　　　B. 中含水量　　　　　C. 高含水量

3. 某品牌接触镜,含水量65%,日抛型,属于(　　　)。

　　A. 低含水量　　　　　B. 中含水量　　　　　C. 高含水量

4. 下面哪种镜片的舒适度最高?(　　　)

　　A. 硅水凝胶　　　　　B. RGP　　　　　C. OK镜　　　　　D. 水凝胶

5. 某学生,自述眼睛干涩、不舒服,请问你会从以下镜片中为他推荐哪种?(　　　)

　　A. 38%　　　　　B. 55%　　　　　C. 62%　　　　　D. 48%

(党艳霞　张朋　付子芳　王翠英　崔耀珍)

第三篇 门店运作

·•·情境一·•·
服务规范

任务一 服务标准

眼镜店营业员提供的标准的服务,不仅代表眼镜营业员个人良好的职业素养,更代表营业员所在企业的良好企业形象。所以眼镜营业员在日常接待所使用的规范的服务流程和得体的语言都构成销售成功的一部分。

一、情境导入

一家超市里,两家眼镜店相邻,其中一家眼镜店的顾客很多,这家眼镜店的营业额很高,而另一家顾客却很少,营业额也很低。一天,营业额少的销售人员问顾客,为什么隔壁家店里的客人那么多呢?顾客回答:"我觉得他们家的接待和服务比较标准且很专业,让我们心里很舒服,这次之所以来你们家买护理液,是因为他们家没有,而且我也急用,所以才来你们店买的,要不然我也不来你们家买。"顾客说的话让营业员沉思了半天,他把这个情况汇报给了总部,经过进一步学习接待服务的语言规范,这家店的营业额也慢慢上去了。

1. 你能描述眼镜店的日常接待吗?
2. 你能描述营业员店堂服务的规范语言吗?
3. 你能够根据眼镜店规范的日常接待和语言给顾客提供服务吗?

二、学习目标

1. 熟悉眼镜店日常接待的标准。
2. 熟悉眼镜店规范的服务语言。
3. 具备利用规范的语言和日常接待顾客的能力。

三、任务描述

一家超市里有两家眼镜店相邻,其中一家眼镜店生意好,另一家眼镜店生意差。生意差的眼镜店经过调查以后发现,顾客不来他们家消费的原因是因为他们店的服务不够标准。后来这家店的营业员经过一系列的培训,终于得到顾客的认可,营业额迅速提升。

四、知识准备

营业员的责任和行为根据所在公司的不同而不同,取决于销售活动涉及的商品,是一般服务还是专业服务。专业服务销售与其他销售的主要区别是前者具有专业技术成分,所有眼镜专业销售有自己的基本要素。

(一) 专业销售的基本要素

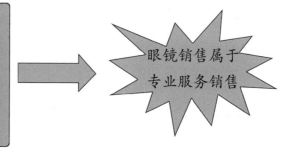

1. 为顾客解决问题
2. 为顾客提供服务
3. 产品使用介绍
4. 与顾客建立良好关系
5. 为公司提供市场信息

眼镜销售属于专业服务销售

(二) 相关知识准备

1. 站立位置　销售人员应面带微笑,着职业装,标准姿势站立在朝向店堂门口的位置,时刻关注来自四面八方的顾客。店堂标准站姿站立在店门的正确位置,面带微笑,站在顾客看得见的地方,眼观四处,耳听八方,以饱满的精神状态迎接顾客(图 3-1-1-1)。

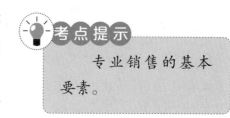

考点提示

专业销售的基本要素。

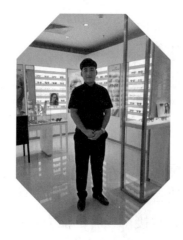

图 3-1-1-1　站立位置

(本图肖像已获本人书面授权)

2. 接待手势　接待手势是现代人际交往中不可缺少的动作,能够表达一定的含义,不同类型的得体适度的手势,可增强感情的表达,体现出对顾客的尊重。

手势分类	横摆式	直臂式	斜臂式	曲臂式
使用场合	迎接顾客做"请进""请"时常用	需要给顾客指方向时、做"请往前走"时常用	请顾客入座时、做"请坐"手势时使用	当一只手拿东西,同时又要做出"请"时使用
动作要领	右手从腹前抬起向右横摆到身体的右前方。腕关节要低于肘关节。站成右丁字步,或双腿并拢,左手自然下垂或背到后面。头部和上身朝想伸出手的一侧微微倾斜,目视顾客,面带微笑,表现出对顾客的尊重和欢迎	将右手由前抬到与肩同高的位置,前臂伸直,用手指指向顾客要去的方向	一只手由前抬起,从上到下摆动到距身体45°处,手臂向下形成一斜线	以右手为例,从身体的右侧前方,由下向上抬起,至上臂离开身体45°的高度时,以肘关节为轴,手臂由体侧向体前的左侧摆动,距离身体20cm处停住,手指尖指向左方,头部随客人由右转向左方

3. 展示商品　营业员在给顾客展示眼镜架时,应从不同角度展示,让顾客充分了解材质、性能和款式。展示镜架过程中,应口齿清楚,语速舒缓。动手操作轻柔,手法干净利落,必要时语言可以重复(图 3-1-1-2)。

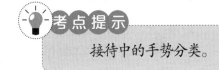
考点提示
接待中的手势分类。

4. 微笑　微笑是自信的象征,一个懂礼仪的人,会经常把微笑送给别人。微笑时,面部应平和自然,下颌向后收,嘴角微微上扬,牙齿微露,亲切和蔼,愉悦动人(图 3-1-1-3)。

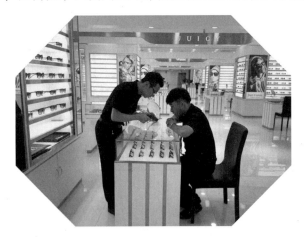

图 3-1-1-2　展示产品

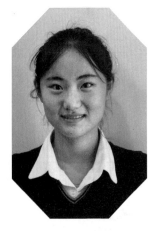

图 3-1-1-3　微笑示范
(本图肖像已获本人书面授权)

5. 语言 眼镜门店销售眼镜的过程中,销售成功很大的功劳来自语言这门综合艺术。语言不仅仅是一种生存的本领,更重要的是它代表一个人的处事能力。眼镜门店营业员的语言表达要求目的明确、因人而异、注意场合、感情真挚。

6. 礼貌用语

(1) 欢迎用语:您好,欢迎光临!

(2) 送别用语:再见! 慢走。欢迎下次光临!

(3) 请托用语:请稍候! 请稍等! 劳驾! 拜托!

(4) 致谢用语:谢谢! ××先生,谢谢! ××小姐,谢谢! 非常感谢您的理解。

(5) 征询用语:请问,您需要什么帮助! 您好! 我能为您做点儿什么?

(6) 应答用语:很高兴为您服务。这是我们应该做的。

(7) 赞赏用语:太好了,您的眼光非常好,这副眼镜很适合您!

(8) 道歉用语:对不起。请原谅。失礼了。不好意思。

五、实施步骤

(一) 情景模拟引入眼镜店销售岗位服务标准的案例。

(二) 请班级同学根据图片演示,其他学生讨论。

(三) 根据同学的演示,提出学习问题。

1. 眼镜店的标准服务有哪些?

2. 眼镜店的标准服务和综合职业素养课服务标准的区别?

3. 能否依据眼镜店的日常接待标准和规范语言给顾客提供服务?

(四) 学生分组领任务单(表 3-1-1-1)、讨论、归纳、教师指导。

表 3-1-1-1　服务标准分类

小组

服务标准分类	基本特点
备注	

组长点评_____　　教师点评_____　　时间_____

(五) 学生练习

1. 微笑练习

(1) 拇指法:双手四指轻握,两拇指伸出,呈倒八字形,以示指关节轻贴颧骨附近;两拇指肚向上,放于嘴角两端1cm处,轻轻向斜上方拉动嘴唇两角;反复多次,观察寻求你满意的微笑感觉状态后,封存记忆。或双手握拳,手背向外放于唇下方;两拇指伸出,两拇指肚放在唇角处,做斜上方向内轻拉动。反复动作,找到满意位置。

(2) 示指法:轻握双拳,两示指伸出呈倒八字形,放于嘴唇两角处,向斜上方轻轻拉动嘴角,并寻找最佳位置。或双手轻握,伸出示指;两拳相靠放于颏部下方,两示指放在嘴角两端,向斜上方轻轻推动。反复推动多次,一直找到满意位置为止。

(3) 中指法:两中指伸出,其余四指自然收拢,半握;两中指肚放在嘴角两端,轻轻向斜上方拉动。反复多次,寻找感觉。

(4) 小指法:两小指伸出,其余四指自然收拢,半握;两小指肚放在嘴角两端,轻轻拉动嘴角,反复动作,直到找到满意的微笑状态位置。

(5) 双指法:双手拇指、示指伸出,其余三指轻轻握拢;用两拇指顶在颏部下面;两示指内侧面放在嘴角处,向斜上方轻轻推动;反复推动,直到满意为止。

2. 礼貌用语练习

(1) 学生分两组。其中一组充当顾客,一组充当销售员。

(2) 学生模拟工作情境练习。

(3) 教师指导。

3. 教师就学习内容总结提炼。

六、练习及评价

1. 眼镜销售员常见的服务标准包括(　　　)、(　　　)、(　　　)、(　　　)等。

2. 角色训练

A. 将全班同学分为两组,一组充当顾客,一组充当销售人员。

B. 用镜架和镜子当做道具。

C. 教师从旁指导。

七、本课程实施过程中的常见问题

1. 学生练习过程中,普遍表情较僵硬。

2. 学生热情缺乏持久性。

八、知识拓展

举手致意:当面对一些熟人而自己又无暇分身时,向对方举手致意可消除对方的被冷落感。举手致意时应全身直立,面向对方,面带笑容,致意时应手臂由下而上侧向上方伸出,掌心向外,面对对方,手指并拢,指尖朝向上方。

挥手道别:当离别时,应站立身体,目视对方。道别时可用右手,也可用双手,但手臂应尽力向前伸出,掌心向外,将手臂向左右两侧轻轻来回挥动,目送对方离开。

●● 本任务小结 ●●

主要是通过模拟眼镜店常见的服务标准工作场景,使学生掌握眼镜店销售岗位的服务标准和规范语言。

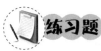

练习题

选择题

1. 眼镜营业员专业销售不包括(　　　)

 A. 为顾客解决问题　　　B. 为顾客提供服务　　　C. 产品使用介绍

 D. 与顾客建立良好的关系　　E. 打听顾客隐私

2. 眼镜营业员接待手势不包括(　　　)

 A. 横摆式　　　　　　B. 直臂式　　　　　　C. 曲臂式

 D. 斜臂式　　　　　　E. 引领式

任务二　基　本　礼　仪

在眼镜店这一销售现场,眼镜营业员是销售现场距离顾客最近的人,也是对顾客影响最大的人,因为他们代表公司跟顾客交流,营业员的形象代表企业的形象。营业员的标准着装、站姿会给顾客留下良好的第一印象,也是一个良好销售的开端。

一、情境导入

  我把在眼镜店里发生的一个小故事跟大家分享一下。一天早晨,有一位做了白内障手术的老年女士到眼镜店配眼镜,这时,一个没有来得及换工作服的营业员走上来对老年女士说:"您需要买什么眼镜呢?"大家想出现了什么结果?老年女士说:"给我叫一个你们的专业员工来,你连衣服都没有,我不相信你,我要找专业的员工来为我服务。"这个员工赶紧换上工装,但是顾客已经找到别的营业员去挑选眼镜。从上面的这个小小的案例,大家能够体会到上班一些基本礼仪的重要性吗?

  作为眼镜店一名专业的营业员,我们是距离顾客最近的专业人士,我们标准的礼仪不仅代表了我们个人的形象,也代表了整个公司的形象。所以,面对顾客,标准的站姿、整洁的服装会给顾客留下良好的第一印象。

  你知晓眼镜店的仪容、仪表、仪态要求吗?

二、学习目标

1. 了解眼镜营业员的仪表、仪容、仪态的主要内容。
2. 掌握眼镜营业员的仪表、仪容、仪态的基本常识和行为规范。

三、任务描述

一位白内障术后的老年女士到眼镜店配眼镜,眼镜店接待老年女士的是一位没有来得及换工装的营业员,结果顾客怀疑销售员不专业,从而找另一位服装服饰专业的营业员来为其服务。

四、知识准备

作为工作在一线的销售人员,我们每天必须接待形形色色的顾客,在接待顾客的过程中,我们标准的站姿、得体的服装都使我们像在舞台上表演的演员,这些是我们在第一时间给顾客留下良好印象的前提和基础。

(一) 眼镜销售人员的职业素养

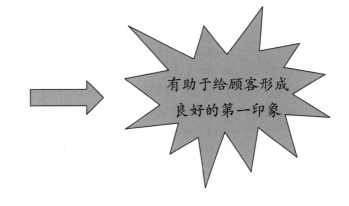

◎ 1. 关心、融洽、快乐
◎ 2. 耐心、亲切、有道德
◎ 3. 诚信、公平和自制

有助于给顾客形成良好的第一印象

(二) 相关知识准备

1. 营业员仪容标准(图 3-1-2-1)

(1) 男营业员的仪容标准:

1) 短发、头发清洁、整齐,不染奇怪的颜色。

2) 精神饱满、面带微笑。

3) 每天洁面,保持口腔清洁。

4) 衬衣领口、袖口无污迹。

5) 领带美观大方,和西装颜色搭配。

6) 西装平整、清洁。

7) 西装口袋不放任何物品。

8) 西裤平整,无褶皱。

9) 指甲剪短,保持清洁。

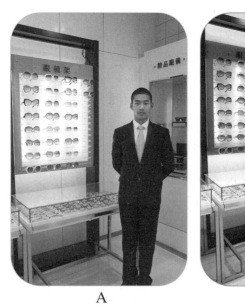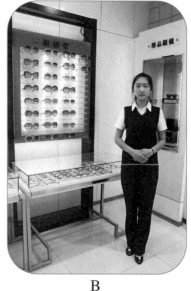

A   B

图 3-1-2-1　营业员仪容标准

10）皮鞋光亮,深色袜子,全身服饰三种颜色以内。

（2）女营业员的仪容标准：

1）发型文雅、庄重、梳理整齐,长发不可以散发。

2）化淡妆,面带微笑。

3）保持口腔清洁,无异味。

4）指甲剪短,保持清洁,指甲油以自然色为宜。

5）工装整洁。

6）皮鞋光亮、清洁。

7）肉色丝袜,无破洞。

8）全身服饰三种颜色以内。

2. 营业员仪表标准（图 3-1-2-2）

考点提示

　　男营业员的仪容标准。

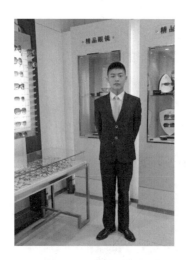

图 3-1-2-2　营业员仪表标准

男营业员	女营业员

男营业员

（1）西装的长度：衣长宜于垂下臂时衣服下沿与手指的虎口处相齐。袖长距手腕处 1~2cm 为宜。

（2）西装的扣子如果是一粒可以不扣，如果是两粒扣上面一粒，如果是三粒扣中间一粒。

（3）西装内衬衣的颜色以白色最佳。

（4）领带要求颜色、长度要适中。

（5）西裤要求穿中筒裤。

（6）鞋和袜子要求深色，整洁。

女营业员

（1）女营业员套裙长短适度。

（2）衣扣系整齐。

（3）衬衣、内衣要整洁。

（4）肉色丝袜和半高跟鞋。

3. 营业员的仪态（图 3-1-2-3）

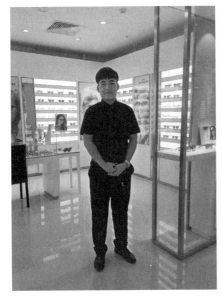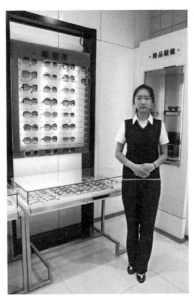

图 3-1-2-3　站姿

站立是营业员最基本的姿势，是一种静态的美。站立时，身体应于地面垂直，重心放在两个前脚掌上，挺胸、收腹、紧腰、抬头、双肩放松，双臂自然下垂，处于身体两侧，两脚呈 V 字形分开，相距一个拳头的宽度。女营业员还可站成 T 字形。

基本站姿：正面观头正、肩平、身直；侧面观挺胸、收腹、直腿。

4. 装饰品的佩戴　男销售员只允许佩戴结婚戒指，女销售员除了佩戴戒指外，夏天可适当佩戴简洁大方的项链。

五、实施步骤

（一）实际工作情境案例分享。

（二）展示不同站姿、服装、服饰，引发学生讨论。

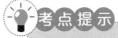 考点提示

女营业员的仪表标准。

129

（三）根据图片展示,请不同学生示范,教师提出本节课的重点及难点。

1. 你能观察眼镜营销岗位销售员的站姿吗?

2. 你能观察眼镜销售员的服装和服饰特点吗?

3. 在实际的营销工作岗位中,你能做到这些吗?

（四）学生分组领任务单,讨论、归纳、教师指导

任务单:营业员基本礼仪

男营业员的仪容仪表仪态包括内容	女营业员的仪容仪表仪态包括内容	各自特点

组长点评＿＿＿＿＿＿＿＿　　教师点评＿＿＿＿＿＿＿＿　　日期＿＿＿＿＿＿＿＿

（五）学生练习

1. 学生站姿训练　训练内容如下。方法一:顶书训练,放一本书在头顶中心,为使书不掉下来,头躯体必须保持平稳。方法二:背靠背训练,两人一组,背靠背站立,两人的头部、肩部、臀部、小腿脚跟紧靠,并在两个人的肩部、上腿部相靠处各放一张卡片,不能让其掉下。方法三:对镜训练,每人面对镜面,检查自己的站姿及整体形象。

2. 学生分组,一组担任销售员,一组担任顾客评价担任销售员一组同学的站姿、服装、服饰和发型以及化妆。

（六）教师就学习内容的要点和难点作出总结提炼。

六、练习及评价

1. 根据眼镜店服务的基本礼仪,评判下列 9 副图。站姿合适的图片,请打"√",并给出理由,站姿不合适的图片,请打"×",并给出理由。

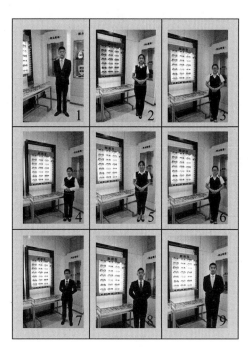

（以上肖像已获本人书面授权）

图片编号	合适（√）	不合适（×）	理由	备注
1				
2				
3				
4				
5				
6				
7				
8				
9				

2. 角色训练

A. 将全班同学分为两组，一组充当顾客，一组充当销售人员。

B. 用镜架和镜子当做道具。

C. 教师从旁指导。

七、本课程实施过程的常见问题

1. 在训练站姿的过程中不能反复坚持锻炼。

2. 在实际选择的过程中，灵活运用稍欠缺。

八、知识拓展

在营销的活动中坐姿和走姿也非常重要。

1. 标准坐姿　将自己的臀部置于椅子、凳子、沙发或其他物体之上,以支持自己身体重量,单脚或双脚放在地上。

正确的坐姿:坐如钟,即坐得端庄、稳重、自然、亲切,给人舒适感。

2. 行走是生活中的主要动作,走姿是一种动态的美。"行如风"就是用风行水上来形容轻快自然的步态。正确的走姿是:轻而稳,胸要挺,头要抬,肩放松,两眼平视,面带微笑,自然摆动,肘关节略弯曲,身体稍向前倾,提髋屈大腿带动小腿向前进。

●●● 本任务小结 ●●●

本任务主要通过眼镜店基本工作站姿、服装、服饰的要求,引导学生学习工作岗位的一些基本礼仪。

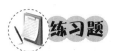

单选题

在眼镜销售的过程中,眼镜营业员的职业素养不包括

    A. 关心、融洽　　　　　B. 耐心、亲切　　　　　C. 公平、自制

    D. 快乐、有耐心　　　　E. 自私、贪婪

情境二 流 程

任务一 工 作 流 程

不同行业的门店营业时间会有差异,但营业流程都分为营业前、营业中和营业后三大部分。因此门店每天运营都必须严格按照规定的工作流程进行,以把握好门店营运和人员管理的重点。

项目 门店每日工作流程

一、情境导入

> B公司是一家全国知名的连锁眼镜公司,旗下的各门店每天都正常营业。该公司作为行业内运营名列前茅的企业,其门店运作有一套非常行之有效的工作流程。我们作为未来门店的管理者,应该要学习并掌握好企业门店运作的方法与流程,为将来的顶岗实习和工作打下坚实的基础。
>
> 1. 你了解眼镜门店每日的工作流程吗?
>
> 2. 你认为在眼镜门店管理中应注意哪些问题?
>
> 3. 你作为一名眼镜门店的管理者,你能胜任门店管理工作吗?

二、学习目标

1. 能熟悉眼镜门店每日工作流程。

2. 能熟悉眼镜门店每日工作流程的注意事项。

3. 能结合工作实际,合理运用所学知识,完成眼镜门店日常运作。

三、任务描述

小王是 B 公司旗下一家临街门店的店长,按照企业要求,他应该怎样开展门店日常运营工作,在门店营业各阶段他应该做些什么?

四、知识准备

眼镜门店每日工作流程。

(一) 营业前

1. 上班前准备

◎ 仪表整洁,保持良好的精神状态。

◎ 做好营业准备,将店内的相关照明灯打开,并做店内巡视。

2. 晨会

◎ 要求队容整齐、严肃。

◎ 检查着装是否规范、整洁,是否按要求佩戴工牌。

◎ 点名,检查出勤情况并记录结果。

◎ 店长带领店员做早操锻炼,迎宾气氛一定要活跃,表情自然、亲切。

◎ 前一天工作总结,分配当日工作任务,传达总公司各类通知及会议精神。

◎ 店长带领大家高呼开工口号。

◎ 准时开门营业。

3. 安排当天班次

◎ 严格按公司考勤制度合理安排员工的出勤。

◎ 有员工请假,必须根据实际情况作出相应的工作调整。

◎ 员工用餐时间安排。

◎ 员工必须接待完顾客,得到当天负责人许可下方可下班。当班负责人可根据实际情况,合理安排加班。

4. 营业前巡视

◎ 检查员工是否到岗,是否淡妆上岗,精神状况、仪容仪表。

◎ 检查各岗位仪器、设备及公用设施等是否正常,若有问题,应及时报修并安排专人督促。

◎ 检查电表记录及值班记录。

◎ 做好各辖区卫生管理。

◎ 分区管理,各类物品应整齐有序摆放。

◎ 与各区负责人及时沟通,了解店内商品销售情况,要求货物陈列饱满。

◎ 门前车辆有序摆放,并保持门口道路畅通。

◎ 若遇雨、雪等天气,要安排人员随时做好门口清洁工作,并在指定位置放置安全提示牌。

◎ 店内做促销活动期间,定时检查店内宣传海报、POP广告及门前条幅,确保整齐。

(二) 营业中

1. 营业中巡视

◎ 巡视全场,检查清洁工作,带领店员向顾客打招呼,并检查、补充商品。

◎ 注意整个门店的氛围。

◎ 定时到收银处了解营业状况,对照以往情况进行分析,并及时提醒、鼓励店员。

◎ 注意店员的休息、工作状态,切勿同进同出、同时休息或频繁休息。

◎ 必要时与顾客交流,帮助服务。

◎ 营业高峰期,合理调配各岗位员工,配合一线人员,减少顾客流失。

2. 空闲安排

◎ 比较空闲时,特别是上午一两个小时没什么生意,可请一位店员介绍货品的价格、特点、材质等,让在岗店员温故知新。

◎ 指导店员整理商品、清洁卫生。

3. 交接班

◎ 交接班时要注意店内安全,以防人多而丢失商品。

◎ 安排人员进行导购服务,以免冷落顾客。

◎ 将上一班情况交代给下一班,鼓励下一班员工。

◎ 交接班要迅速、准确和方便。

(三) 营业后

1. 核定目标

◎ 当天销售情况总结,核对是否实现晨会所订目标。

◎ 分析并解决问题,提出相应策略,不断改进工作方法,促进销售业绩。

2. 整理顾客档案

◎ 方便顾客服务,跟踪反馈信息。

3. 完成各种报表

◎ 包括日报表、周报表、月报表、店员考核表等。

4. 商品清点和补充。

5. 门店清洁及安全检查。

五、实施步骤

1. 情景模拟引入眼镜门店运作案例。

2. 学生练习　将全班分成5~6人/组,各组模拟练习眼镜门店运作。

3. 教师就学习内容总结提炼。

六、练习及评价

1. 门店工作流程一般分为（　　　　　）、（　　　　　）和（　　　　　）三个部分。

2. 营业前工作包括（　　　　　）、（　　　　　）、（　　　　　）和（　　　　　）四个部分。

3. 角色训练

A. 将全班分成 5~6 人 / 组,各组模拟练习眼镜门店运作。

B. 设置眼镜门店场景。

C. 采用学生自评、门店互评和教师评价三方评价完成评价工作。

七、知识拓展

眼镜门店运作管理除以上内容外,还应该包括:掌握员工上岗心理状况、营业全程质量监督、投诉处理、外来人员接待、工作计划及总结、员工日常培训等。

●●● **本任务小结** ●●●

主要是通过模拟眼镜店日常营业流程,让学生通过学习和练习掌握眼镜店运作流程的相关知识与技能,并能运用于实际工作。

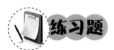

1. 你认为门店投诉处理的主要目的是什么?

2. 你认为门店管理中质量管理应包括哪些内容?

任务二　接待及售后

售后服务是商品售后最重要的环节。售后服务已经成为企业保持或扩大市场份额的重要条件。售后服务的优劣能影响消费者的满意程度。在购买时,介绍商品的保修、售后服务等有关规定,可使顾客摆脱疑虑、摇摆的心态,下定决心购买商品。优质的售后服务是品牌经济的产物。在市场激烈竞争的今天,随着消费者维权意识的提高和消费观念的变化,消费者们不再只关注产品本身,在同类产品的质量与性能都相似的情况下,更愿意选择这些拥有优质售后服务的公司。

项目　门店售后工作

一、情境导入

C公司是一家全国知名的连锁眼镜公司,旗下各门店每天销售出数以千计的各类眼镜。该公司非常重视顾客的售后服务工作,专门制定了售后服务的各类制度及流程。我们作为未来眼镜门店员工和管理者,应该要学习并掌握好企业售后服务的方法与流程,为将来的顶岗实习和工作打下坚实的基础。

1. 你了解眼镜商品售后服务的重要性吗?
2. 你认为眼镜商品售后服务的内容应包括哪些?
3. 作为一名眼镜门店的员工,你能胜任门店的售后服务工作吗?

二、学习目标

1. 能熟悉眼镜门店售后服务的相关内容。
2. 能熟悉眼镜门店售后服务工作的要点。
3. 能结合工作实际,合理运用所学知识,完成眼镜门店售后服务工作。

三、任务描述

小王是某连锁眼镜公司旗下一家眼镜店的员工,曾经为一名30岁的何先生验配一副光致变色的近视眼镜。何先生在使用该眼镜2周后来到门店,要求处理配戴中的不适问题。请问小王该如何处理?

四、知识准备

(一) 眼镜店售后服务内容

1. 为顾客验配的眼镜做好专业指导工作。
2. 保证眼镜维修零配件的供应。
3. 负责眼镜维修、清洗、保养、零配件更换服务;负责角膜接触镜的复查工作。
4. 为顾客提供定期电话回访或上门回访。
5. 对产品实行"三包",即包修、包换、包退(许多人认为产品售后服务就是"三包",这是一种狭义的理解)。
6. 处理顾客来信来访以及电话投诉意见,解答顾客的咨询。同时用各种方式征集顾客对产品质量的意见,并根据情况及时改进。

(二) 建立完善的售后服务体系

从服务体系而言,产品的售后服务,既有生产厂商直接提供的,也有经销商提供的,但更多的是以厂家、商家合作的方式展现给消费者的。

无论是消费者还是商家,都应该要遵守诚信的原则。

(三) 售后服务的要点

1. **耐心聆听顾客诉求** 对顾客所说的话要从头到尾耐心地听。一般人如果听到对方重复话题,不免都想阻止对方,于是就说"知道了",不想让对方再说下去。但是请你一定把这些反复的话当作重要的环节来耐心地听完。

2. **听出顾客真意** 在与顾客谈话的过程中或是了解、商讨对策的过程中,你要用心地去听,听出顾客真正的用意在哪儿,看他们有什么不满或者抱怨的之处。如果你遇到的顾客表达不是特别好,或他讲话可能有一些结巴,你一定要有耐心,让顾客把他的问题说出来,听出真意。说出不便说或不敢说的话才是重要的。只有找出真正的问题所在,我们才能对症下药,解决好问题。

3. **引导顾客出对策** 如果眼镜产品问题实在没有办法解决,也可以让顾客帮你想出对策。当你用心去为顾客服务,用心地关心顾客,顾客会谢谢你,还会做出更大、更好的回馈,为你想出最好的解决烦恼的对策来。

4. **通过售后服务树立企业形象** 目前,市场上的产品同质化日益严重,售后服务作为市场营销的一部分已经成为众厂家和商家争夺消费者忠诚度的重要领地。良好的售后服务是下一次销售前最好的促销,是提升消费者满意度和忠诚度的主要方式,是树立企业口碑和传播企业形象的重要途径。

5. **提升顾客满意度** 通过售后服务提升顾客的满意度有两个有效途径:提供高质量的产品和服务;消除顾客不切实际的心理预期。售后服务做得好,若能达到顾客提出的要求,顾客的满意度自然会不断提高;反之,售后服务工作做得不好或者没有去做,顾客的满意度就会降低,甚至极度不满意。

实践证明:顾客满意则会重复购买,帮助企业宣传介绍;顾客不满意则停止购买,尝试消除心理反差;顾客若极度不满意则会导致退货,甚至负面宣传。

(四) 如何应对售后服务危机

1. **耐心倾听** 顾客购买商品之后,在使用的过程出现了问题,导致商品不能正常使用。顾客会通过各种渠道(电话、邮件、信访等)抱怨对商品的不满。无论顾客是通过哪种渠道投诉,永远记住,不要争辩,要耐心地倾听,把顾客的问题点找出来,然后在适当时机表达你的观点。

2. **勇于承认错误** 千万不要和你的顾客发脾气,要学会控制情绪,做一个高情商的销售人员。顾客可能很生气,但是你一定要耐心地接受,不要过分地辩解,只需要认错。尊重顾客是一个合格的销售人员必须具备的素质。即使你知道被这个顾客误会了,或者你平白无故地被这个顾客给骂了,你仍然要静静倾听顾客吐苦水。有时,在你耐心的倾听之中,顾客的怒气就消了,对商品的不满也就不知不觉解决了。许多人在顾客尚未表露不满时,就很焦急地想找借口应付他,如果你一再地辩解,顾客会情绪性地产生反感。他的不满一旦严重表现出来,就会带走更多的顾客。

3. 提供问题的解决方案　如果是商品本身的质量问题而引来的不满。首先要诚恳地向顾客道歉,并表示会在约定时间内尽快帮顾客解决好问题。

如果是顾客原因造成了商品不能正常使用的情况。首先,我们要肯定顾客对我们公司商品认可,感谢顾客对公司商品的支持;然后,向顾客说明问题的原因,表示出现这类问题不在我们的保修范围;根据顾客的问题,向顾客提供其他的解决方案。

五、实施步骤

1. 情景模拟引入眼镜门店售后服务案例。

2. 学生练习　将全班分组,每组 5~6 人。各组安排人员分别扮演员工和顾客模拟练习眼镜售后服务工作。

3. 教师就学习内容总结提炼。

六、练习及评价

1. 商品销售服务一般包括(　　　　)、(　　　　)和(　　　　)三个部分。

2. 售后服务的要点包括(　　　　)、(　　　　)、(　　　　)、(　　　　)和(　　　　)五个部分。

3. 角色训练

A. 将全班分组,每组 5~6 人。各组模拟练习眼镜售后服务工作。

B. 设置眼镜门店场景。

C. 采用学生自评、门店互评和教师评价三方评价完成评价工作。

七、知识拓展

眼镜售后服务是眼镜销售活动中最后一个环节,但是如果做得不好,就会前功尽弃。在处理售后服务时还应该注意:

◎ 一些促销活动的处理。

◎ 折让的处理。

◎ 介绍保养知识和提醒顾客再次光临。

◎ 尝试增加成交金额或推销附加商品。

●●● 本任务小结 ●●●

主要是通过模拟眼镜售后服务工作流程,让学生通过学习和练习,掌握眼镜售后服务的方法与技巧,并能运用于实际工作。

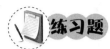练习题

1. 你认为眼镜售后服务的作用是什么?

2. 你认为在处理眼镜售后服务危机时应注意什么?

(党艳霞 闵国光)

第四篇　眼　镜　销　售

销　售　方　法

眼镜销售是对眼镜产品的销售，它是结合销售、医疗、商业、工学、光学、心理学、人体工程学等知识的特殊销售行为过程。眼镜销售方法就是对整个新眼镜产品及旧眼镜产品销售行为过程进行合理化、科学化、舒适化的转化的营销方法和营销技巧。

任务一　认知顾客及销售方法

一、情境导入

> 　　某天，眼镜店来了一位顾客，顾客说若有好的眼镜想换一副。作为一名销售人员，我们应该怎样去帮助顾客呢？
>
> 　　1. 你知道哪些销售方法呢？它们各自有什么特点？
>
> 　　2. 你能选择出合适的销售方法进行销售吗？
>
> 　　3. 想一想，我们为什么要进行销售呢？
>
> 　　4. 眼镜店不销售行不行呢？
>
> 　　5. 为什么眼镜店好的眼镜产品销售量不多呢？

二、学习目标

能够理解和初步运用各种销售方法。

三、任务描述

一位有明确消费需求的顾客来到眼镜店，需要销售人员帮助提供产品。那么，在本次任务中，我们需要利用哪些销售方面的专业知识和技能来为顾客提供服务呢？

四、知识准备

眼镜店销售过程中,方法是灵活多变的,应对不同类型的顾客采取不同的销售方法。同时,顾客的心理也是多变的,要求眼镜店销售人员具备一定的心理素养和专业技能,掌握一定的销售服务规律,避免盲目性。

(一)顾客的类型

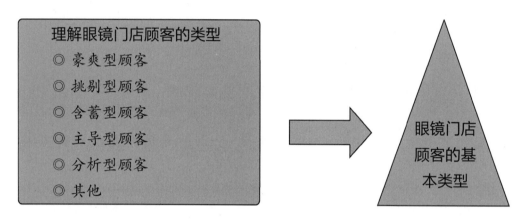

(二)眼镜门店销售方法

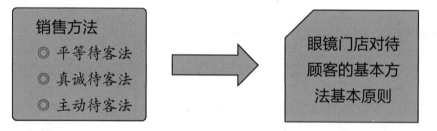

(三)相关知识准备

1. 眼镜门店顾客的类型(表 4-1-1-1)

表 4-1-1-1　眼镜门店顾客类型及特点

顾客类型	特点
豪爽型顾客	性格爽快、赶潮流、有较高的消费力
挑剔型顾客	爱批评、喜抱怨
含蓄型顾客	话较少、难捉摸
主导型顾客	有独到眼光、主观性强
分析型顾客	有学问、爱分析、不会盲目跟从
其他	具有时代特点

2. 不同年龄顾客的购买产品心理特点(表 4-1-1-2)

表 4-1-1-2　不同年龄层次顾客及顾客购买产品的心理特点

不同年龄层次顾客	顾客购买产品的心理特点
儿童顾客	购买心理容易变化,易受成人感染
青年顾客	喜爱新潮,追求时尚,表现自我,冲动性购买多于计划性购买
中年顾客	消费观念较青年人保守,实用节俭的消费心理较为突出,而且注重传统性和习惯性
老年顾客	一般阅历丰富,思想较为传统,大多相信老字号的名牌产品及质量信得过的产品,对原有兴趣不轻易改变

3. 接待顾客销售眼镜产品的服务过程(表 4-1-1-3)

表 4-1-1-3　销售眼镜产品与顾客消费心理的服务过程及销售关键点

销售眼镜产品与顾客消费 心理的服务过程	销售关键点
了解顾客购买眼镜产品动机	1. 了解顾客为什么要买 2. 了解顾客的需求是什么 (心理感知阶段、心理认识阶段)
向顾客提供建议	1. 该眼镜产品大量顾客使用后反映效果显著 2. 您的情况跟他们差不多,适合配戴 (心理喜欢阶段、心理激情阶段)
向顾客推荐有信心且始终坚信的眼镜产品	1. 坚持推荐适合顾客的产品 2. 确定产品是否适合顾客 (心理评价阶段)
努力促进眼镜产品成交	1. 展示专业营销技能 2. 耐心说服顾客 3. 努力促进顾客的信任 (心理信任阶段、心理行动阶段)
真诚让顾客成为回头客	1. 关心顾客 2. 与顾客真诚交谈 3. 帮助顾客熟悉配戴情况等 (心理体验阶段)

4. 眼镜产品销售的方法(表 4-1-1-4)

表 4-1-1-4　眼镜产品销售基本方法及服务技巧要点

眼镜产品销售基本方法	服务技巧要点
平等待客法	1. 接待顾客一视同仁,公平对待 2. 服务要热情
真诚待客法	1. 接待顾客诚心诚意 2. 急顾客所急,想顾客所想
主动待客法	1. 尊重顾客主观愿望 2. 主动热情服务

5. 眼镜门店不同层次顾客的销售方法(表 4-1-1-5)

表 4-1-1-5　眼镜门店不同层次顾客及营销方法和技巧

眼镜门店不同层次顾客	营销方法和技巧
儿童顾客	1. 对小朋友要进行启迪、劝导,动作语言温和细致,营销方法必须符合儿童心理特点 2. 耐心说服家长
青年顾客	1. 热烈交谈,注意引导 2. 态度亲切 3. 从时尚价廉物美的角度营销产品
中年顾客	1. 细心接待,耐心营销 2. 帮助顾客分析问题
老年顾客	1. 照顾顾客的思想感情 2. 说话和气,慢条斯理 3. 营销态度要极度耐心

五、实施步骤

(一) 每两人为一组,一人扮演顾客,一人扮演销售人员。分别进行练习。

(二) 从课堂、实训室、模拟真实岗位去体验。

1. 常见的顾客基本类型有哪些?

2. 基本销售方法有哪些?

3. 在销售过程中,你的服务态度是什么?

(三) 学生分组讨论、归纳总结、教师指导

销售方法、顾客类型、消费心理及不同年龄顾客服务技巧

销售方法	顾客类型	消费心理	不同年龄顾客服务技巧

六、练习及评价

1. 儿童型顾客的销售方法有：_____、_____、_____。

2. 中年型顾客的销售方法有：_____、_____、_____。

3. 老年型顾客的销售方法有：_____、_____、_____。

A：将全班同学分为若干(4~5组)小组，一组充当顾客，一组充当销售人，相互进行真实角色情境模拟。

B：用实训眼镜架和实训场所镜子当做道具。

C：教师引导。

评价：以完成小组情境模拟视频制作及照片拍摄作为课堂作业进行评价。

七、本课程实施过程中的常见问题

1. 学生在角色扮演时容易出错。比如学生扮演不投入，说话不符合实际要求等。

2. 在实际操作中，应多加练习和多模拟。

3. 提供眼镜销售类视频，供学生参考。

4. 视频准备的内容　店员与豪爽型顾客沟通情景模拟；眼镜销售；店员与等取眼镜顾客沟通情景模拟；店长与爱说话型顾客沟通情景模拟；店长与冲动型顾客沟通情景模拟；眼镜门店营业员日常工作模拟。

八、知识拓展

【临床案例启示】

在眼镜门店日常运作中，当有家长与青春期有逆反心理的孩子来配眼镜时，如果出现眼光不一致，所选择的材质、风格不同时，我们应如何应对，如何做到销售上的意见统一呢？

家长："我可不想配这款眼镜给小孩戴上，有点夸张。"

孩子:"我就喜欢这款,其他那几副不要,我也不戴。"

店员1:"戴这款还可以吧。"

店员2:"深蓝色这款更好看。"

店员3:"黑色这款材质好,耐用。"

门店店长:"就配浅蓝色这副好了,因为这副眼镜是孩子喜欢的。如果你们帮他拿主意,配了一副他不喜欢的眼镜,那么小孩平时在学校里面可能被同学笑话,这时候往往小孩就不愿意戴了,这不仅浪费钱,还可能影响小孩的视力和学习呢。您说是不是呢?"

店员1:"是的,浅蓝色这副眼镜适合你。"

店员2:"是的,浅蓝色这副眼镜显得你更活泼。"

店员3:"是的,浅蓝色这副眼镜更适合你的肤色。"

启示:眼镜门店销售人员不要把注意力全集中在家长身上,小孩的意见也很重要,同时,销售人员尽量保持口吻一致。

●▶● 本任务小结 ●◀●

主要是通过真实岗位情境模拟法来实现教学目的,使学生了解顾客的基本分类和销售基本方法,以及顾客消费心理的服务技巧。

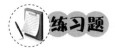 练习题

单选题

1. 在眼镜门店销售过程中,可以根据顾客的分类来进行销售,下列哪种不是顾客的常见基本类型?(　　)

   A. 主导型顾客　　　　　　　　　　B. 分析型顾客

   C. 含蓄型顾客　　　　　　　　　　D. 挑剔型顾客

   E. 自大型顾客

2. 眼镜门店员工在生产经营活动中,不符合平等尊重要求的是(　　)。

   A. 真诚相待,一视同仁

   B. 相互借鉴,取长补短

   C. 男女有序,尊卑有别

   D. 男女平等,友爱亲善

任务二　配发过程销售法

一、情境导入

　　某天,小钱在完成验光之后,打算第三天去取新配的眼镜。虽然已不是第一次戴眼镜,但关于如何保养眼镜等一些常识,小钱还有一些欠缺,并且对这副眼镜的品牌不太了解。作为一名从事眼镜销售的专业人员,我们该如何去帮助小钱呢?

　　1. 配发前应该如何进行展示呢?

　　2. 配发时要如何进行调校呢?

　　3. 配发时该如何进行保养示教呢?

　　4. 在上面的步骤过程中该如何阐释销售眼镜的品牌和理念?

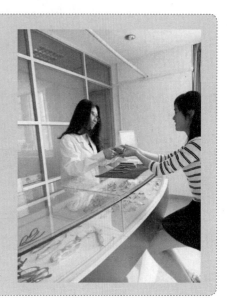

二、学习目标

　　1. 具备配发、调校能力。

　　2. 懂得保养眼镜的方法。

　　3. 知道配戴指导的方法。

　　4. 清楚相关注意事项。

　　5. 把眼镜的品牌和理念植入顾客的心里。

三、任务描述

　　小钱之前到店里进行了系统的验光,现在来店里取镜。小钱对眼镜的保养知识还是有些欠缺,对眼镜的品牌很陌生。那么,在本次任务中,我们需要利用哪些方面的知识来为小钱服务呢?

四、知识准备

　　(一) 配发前的展示(图 4-1-2-1),说明为何我们要这样设置这副眼镜。

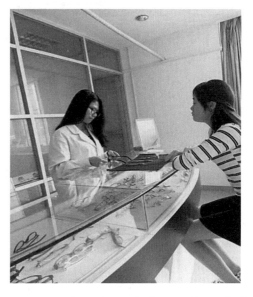

图 4-1-2-1　在顾客面前展示配发眼镜情境

147

（二）调校工具（图 4-1-2-2～ 图 4-1-2-5）

调校工具
◎ 平圆钳
◎ 鼻托钳
◎ 镜腿钳

➡

配发眼镜"三件宝"

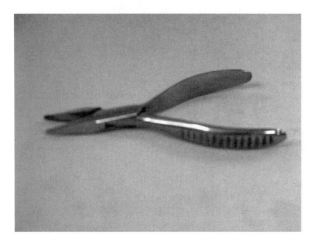

图 4-1-2-2　平圆钳

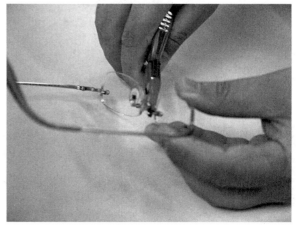

图 4-1-2-3　平圆钳在顾客面前使用情境展示

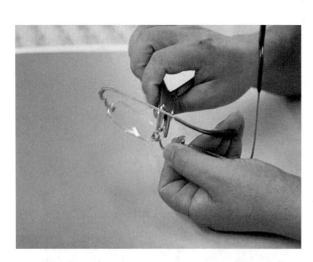

图 4-1-2-4　鼻托钳在顾客面前使用情境展示

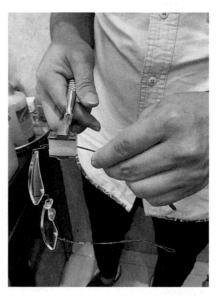

图 4-1-2-5　镜腿钳在顾客面前使用情境展示

（三）配发眼镜设置（图 4-1-2-6~ 图 4-1-2-9）

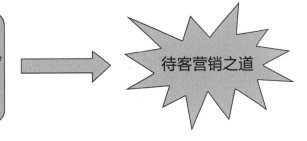

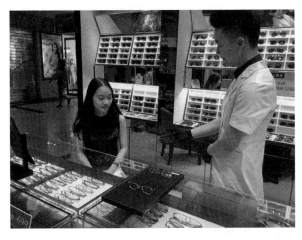

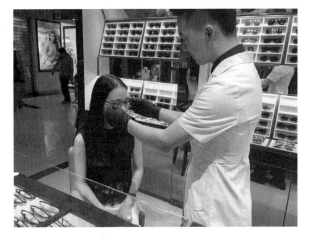

图 4-1-2-6 消除顾客紧张感情境展示　　　图 4-1-2-7 零距离营销情境展示

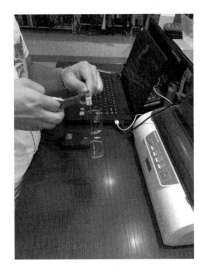

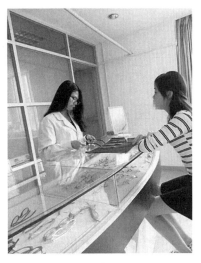

图 4-1-2-8 调校配装眼镜 的情境展示　　图 4-1-2-9 在顾客面前展 示调校好的眼镜情境

五、配发眼镜调校

眼镜调校的标准（表 4-1-2-1）

表 4-1-2-1 配装眼镜及调校标准

名称	调校标准
配装眼镜	1. 左、右两镜面应保持相对平整。 2. 左、右两托叶应对称。 3. 左、右两镜腿外张角 80°~95°,并左右对称。 4. 两镜腿张开平放或倒伏均保持平整,镜架不可扭曲。 5. 左右身腿倾斜角偏差不大于 2.5°。

六、配戴指导

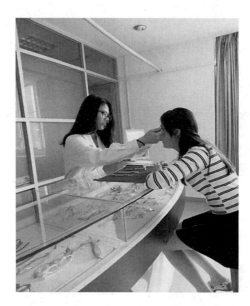

图 4-1-2-10 在顾客面前配戴指导情境展示

七、保养方法(图 4-1-2-11)

(一) 眼镜保养方法(表 4-1-2-2、图 4-1-2-12)

表 4-1-2-2 眼镜保养方法及注意事项

眼镜保养方法	注意事项
双手戴镜	轻拿轻放,避免使镜架变形。放置在桌上时必须将镜片凸面向上,以免磨损镜片。不用时最好放入硬质镜盒中保存。请勿把眼镜放在高温区域。勿戴着眼镜沐浴、洗桑拿浴,高温会使眼镜变形
擦拭眼镜	用柔软镜布擦干净,不得使用粗糙或表面过硬的物品保养树脂镜片,先用水冲洗,再用纤维布擦拭,直至水珠擦干
常擦拭镀膜眼镜片	经常用水冲洗再用洗洁精清洗,镀膜镜片要经常擦拭。勿与有机溶剂、汗酸、碱性物质及硬性物体接触,否则,易损伤膜层,影响清晰度

眼镜保养方法	注意事项
金属眼镜保持干净	眼镜金属部分忌沾染酸碱等化学溶液,汗渍或化妆品容易造成金属表面的腐蚀。化妆品或喷发剂等化学成分之美容品,容易使镜架掉色或镜片掉膜,沾上化学品应用洗洁精清洗干净
常检查眼镜情况	将眼镜戴在脸上正确位置,如出现眼镜水平不平整,应立即到专业眼镜店调校。如果发现螺丝松了,应该及时的处理好,以防螺丝丢失
营销眼镜品牌等	在完成上面步骤的过程中要进行眼镜品牌的宣传,并对顾客营销眼镜店文化、行业新动态、个人专长、专业技术等

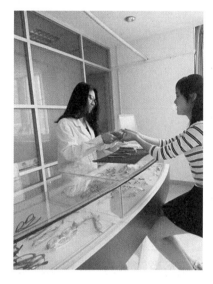

图 4-1-2-11　在顾客面前展示保养方法情境

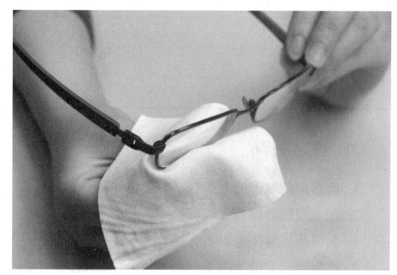

图 4-1-2-12　正确演示擦拭眼镜片情境

(二)注意事项

1. 防止镜片被刮伤。

2. 使用正确的保养方法。

3. 定期进行复查。

配发过程这一个时间段是顾客最有耐心和最专注听你讲话的一个时间段,所以一定要充分利用好这个时间段进行销售眼镜的品牌和理念,把眼镜的优点和品牌优势植入顾客脑中。同时要注意营销公司文化和个人文化等,以体现专业内涵。这个步骤在眼镜营销中起着非常重要的作用。

八、实施步骤

(一)每两人为一组,一人扮演顾客,一人扮演销售人员。分别进行配发前展示、调校、配戴指导及保养方法的宣教宣传本眼镜的品牌,告之注意事项。

(二) 从课堂、实训室、模拟真实岗位去体验。

1. 为什么在顾客面前要先展示配发眼镜?

2. 眼镜配发过程中需要注意的事项有哪些?

3. 在配发过程中,你的体会是什么?

(三) 学生分组讨论、归纳总结、教师指导

配发眼镜的体会

分组	配发眼镜的体会
组 1	
组 2	
组 3	
组 4	
组 5	

九、练习及评价

1. 检查配发眼镜的方法有 : _____、_____、_____。

2. 配发眼镜的保养方法有 : _____、_____、_____。

3. 配发眼镜的注意事项有 : _____、_____、_____。

A:将全班同学分为若干(4~5 个)小组;一组充当顾客,一组充当销售人员,相互进行真实角色情境模拟。

B:用实训眼镜架和实训场所镜子当做道具。

C:教师引导。

评价:以完成小组配发眼镜情境模拟视频制作及照片拍摄作为课堂作业进行评价。

十、本课程实施过程中的常见问题

1. 学生在角色扮演时容易不真实。需反复练习。

2. 提供眼镜销售类视频,供学生参考。

可参看本教材网络增值资料清洗眼镜、包装眼镜视频。

十一、知识拓展

【渐变焦眼镜配发】

渐变焦眼镜配发步骤

第一步:明确顾客看远的范围,要求两眼平视看正前方,不要往镜片旁边看,如为初次

配戴者,可先在室内看电视。

第二步:确定看近的范围,下颌微收,但头不要低。眼睛往下看,把报纸平放在桌上,眼睛往下看报纸或阅读刊物。

第三步:明确顾客看中间视野范围,要求两眼平视,慢慢往下看,中间有一个过渡带,这个范围主要用于看电脑或 60cm 范围内。

【渐变焦眼镜配发临床案例启示】

一天,一位顾客来眼镜门店抱怨说,他的渐变焦眼镜看远清楚,看近不清楚。眼镜销售人员重新帮顾客眼镜试调校一下,但未能解决问题。

启示:眼镜鼻托调高如无法改善,可能是近用下加光处方不正确或是镜片加工不良。需重新确定下加光度。

情境二

销 售 技 巧

任务一　店内销售技巧

日光和紫外线的伤害会破坏视神经和视网膜,造成视力减退。由于这些原因,戴太阳眼镜不仅仅是追求形式上的时髦,更是保护眼睛的一种需要。所以眼镜门店营销太阳镜是一项不可缺少的营销技能。

项目一　太阳眼镜的营销技巧

一、情境导入

　　一天,一位顾客来到一家全国知名的连锁眼镜店,想买一副太阳眼镜,她对销售人员说:"我想买一副太阳眼镜,那么多太阳眼镜,不知道哪种太阳眼镜适合我,你能帮我挑选一副吗?"将来在眼镜店工作,作为一名眼镜销售人员,经常会遇上让我们帮忙选眼镜的顾客,应怎样去营销呢?

　　1. 你知道太阳眼镜的功能吗?

　　2. 你知道哪种颜色太阳眼镜比较好吗?

　　3. 你能够根据顾客的脸型为顾客选择合适的太阳眼镜吗?

二、学习目标

1. 具备推介太阳眼镜的能力。

2. 具备根据顾客需要选取适合的太阳眼镜的能力。

3. 具备根据销售的专业技能为顾客选择眼镜架的能力。

三、任务描述

一位顾客来到眼镜店,要求眼镜销售员帮助选择一副适合自己的太阳眼镜,眼镜销售人员应结合专业知识为顾客选择合适的太阳镜。

四、知识准备

相关知识准备

(一) 太阳眼镜功能

1. 光学矫正　以前太阳眼镜几乎没有这个功能,但是现在有有屈光度的太阳眼镜。另外太阳镜可通过帮助接触镜配戴者减少隐性水分的蒸发,保持接触镜的光学性能。

2. 装饰作用　很多人挑选太阳镜先从颜色和款式上去选择,作为夏季很多女士的理想装饰品,甚至室内也有人配戴。

3. 阻挡阳光　骑车人、司机、户外工作者、垂钓者、户外运动者、冰雪上运动者,都需要太阳眼镜阻挡阳光,提高清晰度。

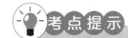

考点提示

能够向顾客熟练地介绍太阳镜的功能。

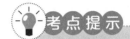

考点提示

为顾客选择适合的太阳镜镜片。

(二) 太阳眼镜优缺点(表4-2-1-1)

表4-2-1-1　太阳镜片分类、优点及缺点

太阳镜片分类	优点及缺点
塑料镜片	优点:轻,为玻璃的一半,不易碎,色彩丰富,即使未处理,防紫外线的功能也优于玻璃 缺点:表面耐磨性能不及玻璃镜片,所以使用保养需小心。由于镜片较软,所以在装框受压力后,往往会有一些变形,影响光学性
玻璃镜片	光学性能稳定(研磨片),不受装框压力影响,较易破损,较重强化玻璃片经特殊热聚合处理后不易破
偏光镜片	通常阳光是四面八方照射的,当射到物体上,光线会重新反射过来形成水平和垂直的两种光,水平的光会造成目眩的乱反射,偏光眼镜则可以滤除这些反射光

(三) 太阳眼镜的颜色

1. 蓝灰色镜片　与灰色镜片相似,同属于中性镜片,但颜色更深,可见光吸收率更高。

2. 水银片　镜片表面采用高密度的镜面镀膜。这样的镜片更多地吸收入反射可见光,适用于户外运动人士。

3. 黄色镜片　严格地说,此类镜片不属于太阳镜

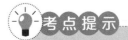

考点提示

太阳眼镜颜色选择原则。

片,因为其几乎不减少可见光,但在多雾和黄昏时刻,黄色镜片可以提高对比度,提供更准确的视像,所以又称为夜视镜。部分年轻人配戴黄色镜片"太阳镜"作为装饰使用。

4. 浅蓝色、浅红镜片 装饰性多于实用性镜片。

五、实施步骤

(一)情境模拟引入眼镜店销售岗位案例。

(二)模拟需要不同太阳镜的场景,其他学生讨论。

(三)选择不同的太阳眼镜,提出学习问题。

1. 顾客常选择太阳镜的原因有哪些?

2. 有些太阳镜不常选择,原因是什么?

3. 能否根据顾客的不同脸型来为顾客选择一副适合的太阳镜? 怎么选?

太阳眼镜营销情境展示见图 4-2-1-1~ 图 4-2-1-5。

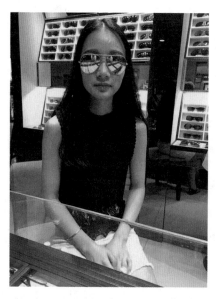 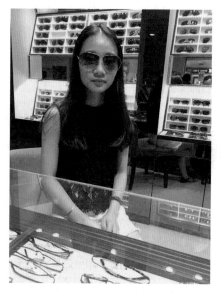

图 4-2-1-1 水晶绿膜太阳眼镜营销展示　　图 4-2-1-2 深灰渐进颜色太阳眼镜营销情境展示

(四)学生分组、讨论、归纳、教师指导

太阳镜镜片分类、颜色分类、镜架选择原则

太阳镜镜片分类	太阳镜的颜色分类	镜架选择原则

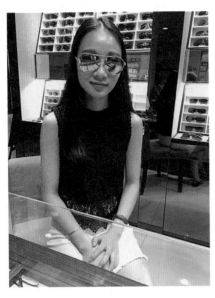 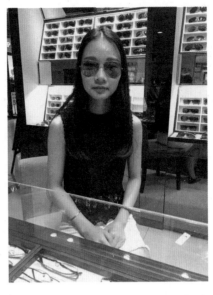

图 4-2-1-3　水晶黄金膜太阳　图 4-2-1-4　灰色太阳眼镜营
眼镜营销情境展示　　　　　销情境展示

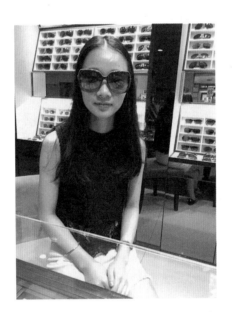

图 4-2-1-5　时尚太阳眼镜营
销情境展示

（五）学生练习

1. 学生分组,其中一组充当顾客,另一组销售人员。

2. 学生填空训练。

（六）教师就学习内容总结提炼。

六、练习及评价

1. 太阳眼镜的镜片可分为（　　　　　）、（　　　　　）、（　　　　　）、（　　　　　）等
四种镜片。

2. 太阳眼镜可分为（   ）、（   ）、（   ）（   ）等四种颜色。

3. 角色训练。

A. 将全班同学分为两组，一组充当顾客，一组充当销售人员。

B. 用太阳眼镜和镜子当做道具。

C. 教师从旁指导。

七、本课程实施过程的常见问题

1. 学生不容易记住选择原则。

2. 在实际选择的过程中，灵活运用稍欠缺。

八、知识拓展

合格的太阳眼镜的基本要求：

1. 能有效隔绝紫外线。

2. 必须能够清晰地辨别出红、黄、绿三色；有阻挡强光功能，尤其重要的是深色的镜片，不能造成视差和色差。

3. 太阳镜片必须能通过质量测试，整框手感光滑，无毛刺、突起及螺丝刮手。

4. 必须能稳定镜片，不让其松动或掉落。

5. 太阳眼镜框上不碰触眉毛，下部碰触脸颊，镜片扫不到睫毛，舒适和安全。

●● 本项目小结 ●●

主要是通过模拟眼镜店常见的工作场景，根据顾客需要，运用太阳眼镜的专业知识销售太阳眼镜，使学生掌握太阳眼镜的功能、镜片类型以及颜色分类。

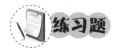 练习题

单选题

在眼镜销售过程中，哪种颜色的太阳镜片因为其几乎不减少可见光而不属于太阳镜片？
（   ）

A. 水银镜片   B. 黄色镜片   C. 蓝灰色镜片

D. 浅蓝色镜片   E. 浅红色镜片

项目二 PC眼镜片销售技巧

在眼镜门店销售第一现场，眼镜行业及眼视光岗位营业员是离顾客最近的人，也是对顾客影响最大的人，面对顾客的专业人士往往就像站在舞台上的演员一样，给对方留下良好的第一印象是十分重要的。另外，要认识到以何种形式表现自我与个人的自信心有着直接关系，越是以专业形象出现，就越能获得更多顾客的肯定。因为专业，所以才能够根

据不同的需求选择不同的眼镜片。正确地为顾客选择眼镜片不仅仅是眼镜营业员能力的证明,更是销售专业服务的体现。

一、情境导入

　　一天,一位顾客走进全国知名的眼镜门店,想买一副 PC 眼镜片,她对销售人员说:"我是根据报纸上的广告看到的信息! 我能否验配此种品牌的眼镜呢? 我相信专家的眼光。"我们应该怎样接待和服务好顾客呢?

　　1. 你能描述顾客的视力情况吗?

　　2. 你能描述不同类型 PC 镜片的功能和优缺点吗?

　　3. 你能够根据顾客的视力情况为顾客推介合适的镜片吗?

二、学习目标

1. 具备区分顾客矫正视力的能力。

2. 具备区分和推介不同类型镜片的能力。

3. 具备根据销售的专业技能为顾客选择镜片的能力。

三、任务描述

　　一位顾客来到眼镜店,要求眼镜销售员帮助选择一副适合自己视力的镜片,眼镜销售人员通过销售技巧和镜片选择的专业知识为顾客选择镜片。

四、知识准备

　　眼镜销售行业不同于其他的普通行业销售,一名专业的眼镜营业员,不仅仅销售的是镜片,更多销售的是眼镜的专业知识。销售工作是眼镜营业员中最重要的一个环节,因为可直接创造价值;同时对大多数眼镜门店而言,销售工作绝对是最重要的一个环节,因为大多数眼镜门店都处于创立或高速发展时期,眼镜企业在这一时期需要提升市场份额、知名度等,尤其重要的是眼镜企业在这一时期需要的大量资金流都来自销售工作。有人说销售很简单,就是卖东西;有人说销售不简单,这项工作值得很多人学习一辈子。但是对于眼镜行业和眼视光各岗位营业员来说,营销方法和营销技巧那可是一门大学问。

　　现在眼镜门店卖的是什么呢? 眼镜店主要提供以下眼保健品及商品:①眼保健技术;②眼镜技术和专业服务;③眼镜产品。

(一) PC 镜片类型及特点

　　1. PC 具有良好的抗冲击能力　其抗冲击能力是一般树脂镜片的十几倍,是美国等西方国家首推的安全镜片。

2. PC 具有全面的防紫外线功能 对 380nm 以内紫外线全部阻挡,使配戴者免遭白内障、晶状体混浊等眼病的困扰。

3. 超轻超薄 为目前光学镜片中最轻的一类镜片,PC 镜片比传统树脂片轻 55%,由于 PC 材质是高折射率(1.591)光学材质,所以 PC 镜片在 -5.00 时,比传统树脂片薄 25%,比 1.6 高折射树脂片薄 6%。

4. PC 材料为可降解材料 对人体无伤害,生产过程中不产生任何“三废”,是西方国家公认的环保性材料。而树脂镜片在生产过程中使用二氯甲烷等有毒物质,过量吸入此气体会损害人的脑神经,且此气体溶于水,对地下水资源等环境也会造成一定污染。

5. PC 镜片稳定性强 对热、热能辐射、空气、臭氧有良好的稳定性。PC 镜片耐热性高(热变形温度为 120~140℃),耐油、润滑脂和酸类作用,吸水性低,有高度的尺寸稳定性。

(二) PC 镜片的销售难点(表 4-2-1-2)

表 4-2-1-2 PC 镜片销售难点及 PC 镜片营销服务技巧

PC 镜片销售难点	PC 镜片营销服务技巧
顾客无形性(指对顾客配镜片服务是无形的,因服务是无形无质,顾客感觉不到它的存在;顾客被服务之后又难以感觉到服务带来的利益)	平等待客
顾客并发性(指在营销镜片过程中,有两个或多个事件在同一时间段内发生)	公平待客
顾客异质性(指在营销镜片过程中,两个以上顾客因需求不同及购买行为多元化而产生的差别)	真诚待客
顾客易逝性(指在营销镜片过程中,顾客对服务的期望和顾客接触营业员后感觉到服务间的差距)	热情待客

(三) 合格眼镜门店从业人员需满足的基本素质

1. 思想素养 乐于营销服务和专业服务的心理。

2. 文化素质 眼镜产品及商品知识:①硬件知识;②软件知识;③有关知识;④美学知识。

3. 业务素质 业务能力培养:观察能力、表达能力、注意能力、记忆能力、应对能力、自控能力。

4. 行为素质 形象的塑造:①清新的外表;②利落的行动;③文雅的口吻;④专业的气质。

(四) 变色 PC 镜片的特点

1. 不管从明亮到昏暗的光线环境变化有多频繁, PC 镜片都能自动适应周围的光线环境——变深以及褪色的速度明显更快。

2. 丰富的色彩选择。

3. 完美的防护功能。100% UVA 和 UVB 紫外线防护, 阻断波长达 400nm。

4. 最佳的防止眼部周围肌肤老化。

5. 最佳的眩光防护。

五、实施步骤

(一) 情景模拟引入眼镜店销售岗位案例。

(二) 请班级具有佩戴眼镜特征的学生上台, 其他学生讨论。

(三) 通过案例材料, 提出学习问题。

1. 人们常见的视力矫正需求情况有哪些? 怎样去介绍不同类型的镜片?

2. 你能比较树脂镜片和 PC 镜片的异同点吗?

3. 能否根据顾客的不同需求来为顾客选择一副适合他的镜片? 怎么办?

4. 分组展示眼镜门店各岗位有哪些职业形象要求?

眼镜门店各岗位人员形象情境展示见图 4-2-1-6~ 图 4-2-1-8。

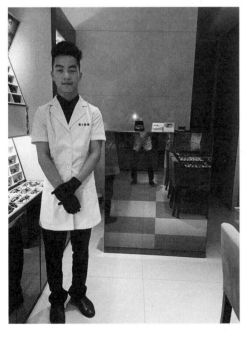

图 4-2-1-6　眼镜门店专业验光师专业形象情境展示

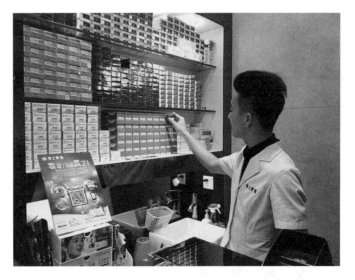

图 4-2-1-7　眼镜门店专业接触镜配戴师专业形象情境展示

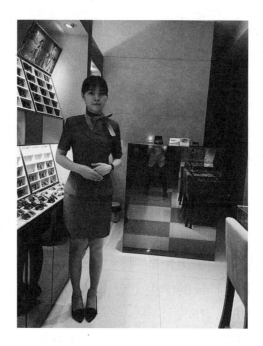

图 4-2-1-8　眼镜门店专业营业员

专业形象情境展示

（以上肖像已获本人书面授权）

（四）学生分组、讨论、归纳、教师指导

镜片分类、镜片特点及镜片选择原则

镜片分类	镜片特点	镜片选择原则

（五）学生练习

1. 学生分组，其中一组充当顾客，另一组充当销售人员。

2. 学生填空训练。

（六）教师就学习内容总结提炼。

六、练习及评价

（一）练习题

1. 眼镜的服务包括哪几个方面？

2. 眼镜的服务质量特性包括哪几个方面？

3. 服务新概念是什么?

4. 根据如下顾客满意度效果图,浅谈成功销售的心理诀窍。

顾客对其要求已被满足的程度的感受:

若感知效果 < 期望,则顾客不满意;

若感知效果 = 期望,则顾客满意;

若感知效果 > 期望,则顾客忠诚。

（二）角色训练

A:将全班同学分为两组,一组充当顾客,一组充当销售人员。

B:用镜架和镜子做道具。

C:教师从旁指导。

●·● 本项目小结 ●·●

主要是通过模拟眼镜店常见的根据顾客选择需求来销售镜片的工作场景,使学生掌握顾客的配镜选择需求和不同类型镜片的功能、优缺点及配镜原则。

任务二 眼镜门店特殊营销技巧

项目一 门店日常工作

我们即将体验门店的工作生活,销售冠军、大单及业绩,这些名称一定充斥着我们的脑海,但这些是怎样发生的呢? 门店员工一天都要经历什么事呢?

一、情境导入

小张到一家眼镜销售公司面试,公司人事负责人问小张:"你在平时业余时间有工作的经历吗?"小张:"有的,假期我在眼镜店做过兼职。"公司人事负责人:"那你在门店都做什么呢?"小张:"就是接待顾客啊。"公司人事负责人:"还有其他的吗?"小张:"好像没有啊,眼镜门店不就是销售眼镜,那就是顾客接待啊。"

1. 如果你是眼镜销售公司的人事负责人,对小张的回答满意吗?

2. 我们想象一下眼镜门店营运一天都要做些什么呢?

3. 你能从上班到下班,按重要工作时间节点列出工作项目吗?

二、学习目标

1. 掌握门店运营的日常工作。

2. 了解这些工作的操作方法。

3. 了解这些工作的意义。

三、任务描述

眼镜销售门店一天的日常工作都有哪些,如何销售眼镜,接待顾客。

四、知识准备

(一) 眼镜门店营业员的一天

我们来到眼镜门店工作,店经理会怎样要求我们呢? 下面就让我们了解一下营业员的一天吧。

上班前准备:

1. 提前 5 分钟到店,以 10m 为半径围店周边转一圈,查看周边是否发生变化。

2. 调整个人状态保持精神饱满、仪容仪表参照公司服务标准。

3. 早餐用餐完毕、不可在店门口 3m 范围内吃东西、不可着工装吸烟等。

9:00~10:00

1. 店经理检查员工仪容仪表。

2. 打扫店面卫生。

3. 早班例会:店经理分配当天全员工作目标与计划。

10:00~12:00

1. 检查整体店面商品卫生(无顾客时清洁商品指印和灰尘)。

2. 跟进定片到片情况,处理门店商品入库信息等(定片是指特殊光度及特殊镜片)。

3. 参照本公司接待流程服务好每一位顾客,并跟进每一单销售(注意每单接待过程,随时补位)。

12:00~13:30

轮流进行午餐(就餐前后交接)。

13:30~14:30

1. 两班交接现金、盘点商品,并在门店日常工作记录本做好盘点记录。

2. 两班交接小例会,对接各项工作并激励互动。

14:30~15:30

1. 检查公司主推政策。

2. 查看今日送、取镜情况(部分门店不会进行眼镜加工,会进行统一加工后再送回门店)。

15:30~16:30

1. 顾客回访:使用统一顾客回访登记表。

2. 商圈拜访。

3. 会员管理工作。

16：30~17：30

1. 派发宣传单。

2. 销售辅导。

17：30~18：30

1. 轮流晚餐时间。

2. 未完成工作需跟进项目交接。

18：30~19：00

1. 检查早班单据录入核查工作。

2. 商品调拨、回仓。

19：00~20：00

顾客回访。

20：00~21：00

全力销售并跟进每位同事接待。

21：00~22：00

1. 现金管理。

2. 录入今日顾客档案。

3. 营业结束前工作检查。

我们在门店不是单纯接待顾客，同时要做好顾客接待前、中、后的一系列工作才能更好地完成门店工作，体现我们的能力，并且这些能力逐步提升和掌握后才能更好地为顾客服务，因为零售连锁行业竞争的基本要素为：产品、服务及环境，其中服务又包含了技能。

(二) 完成营业目标及日常管理的要素——目标分解

营业中如何保证月度目标的顺利完成，同时又能体现员工的绩效？对员工进行有效的激励就一定离不开营业目标分解，目标的分解既要考虑门店岗位又要考虑员工能力。一般情况下店经理需要对接总部职能部门、货品问题、人员问题以及顾客投诉，因此他的个人业绩目标要比平均数略低，可设为平均数；副经理主要培训新员工及对新员工进行现场教练，同时也是门店的销售主力，他的目标设为平均数的125%；其他员工应根据能力进行适当调整分配，按门店人员构成的不同。一般如表4-2-2-1。

表 4-2-2-1 人员构成特点及月度目标(20 万)模拟表

职位	特点	个人月目标
店经理	承担管理职责,并要支持其他员工	200 000 ÷ 5 × 100%=40 000
副经理	销售主力,教练新员工	200 000 ÷ 5 × 125%=50 000
营业员	能力较强,有销售激情及技巧	200 000 ÷ 5 × 125%=50 000
营业员	能力一般,需要提高	200 000 ÷ 5 × 80%=32 000
营业员	新员工,学习阶段	200 000 ÷ 5 × 70%=28 000

同时为了更好地跟踪目标,可以细化出每日目标,例如:一个月用每人的月度目标除以出勤天数就是每日目标,但周六和周日比周一到周五人流大生意好,那按照这个规律及以往营业数据可以推测出周末与平日的业绩比例,就可以进行合理设置。

五、练习与评价

1. 回忆总结一下,门店一天的营运工作主要有哪些呢?

2. 如果一个店月均业绩 15 万,你觉得给各位员工如何分配任务更有利于完成业绩目标呢? 要是周末业绩是平日的 1.5 倍,那每天目标各是多少呢?

项目二 门店销售的常见方法

一、情境导入

一位顾客走进门店。小张:"先生您好,有什么可以帮到你吗?"顾客:"想配一副眼镜,原来的旧了,看有没有合适的?"小张:"好的,这副镜架你看喜欢吗,价格是 800 元。"顾客:"哦,我看一下,嗯,不太合适。"小张:"那这副呢,600 元?"顾客:"嗯,还是不太合适。"

1. 通过上面的情节,我们看出这个现象是否每天都在发生,小张的推介哪里出了问题呢?

2. 要是我们是小张,我们会如何完成商品推介呢?

二、学习目标

1. 了解门店销售使用的常见方法。

2. 了解顾客购买的心理因素。

三、任务描述

回顾和总结本人的购物过程,除了商品本身的原因,还有哪些因素会决定是否成交。

四、知识准备

门店常见推荐及销售

1. 购买前服务　上面情节中,两次推荐不成功,其中因素是很多的。首先,小张是以销售为主要目的来接待顾客的,不是以服务的角度,以服务的心态。应该先让顾客坐下,给顾客端上水或其他饮料,接下来是给顾客清洗眼镜,这个环节经常被忽视。其实我们给顾客清洗眼镜,是给顾客提供了附加价值的服务,容易拉近顾客关系,同时顾客也不会因为两次推介不成功或看一圈就立刻离开。因为清洗眼镜是有固定时间的,然后才是给顾客合理的推荐。在清洗眼镜的过程中也要体现我们的专业性,很多眼镜零售门店会直接把顾客的眼镜放在超声波清洗机里面进行清洗。顾客会质疑清洗机里面的水已经洗过几次了,是否清洁,是否存在产生交叉感染的可能性。但每次更换里面的水过于麻烦,在这里介绍一种简单的方法来解决这个问题,就是在超声波清洗机上面再加放两只清洁的玻璃杯,当给顾客清洗眼镜时,即可当着顾客面先进行更换玻璃杯里面的水,再为顾客清洗眼镜(图 4-2-2-1,图 4-2-2-2)。

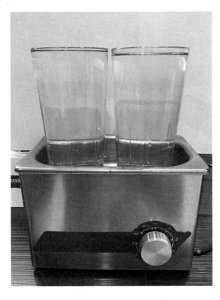 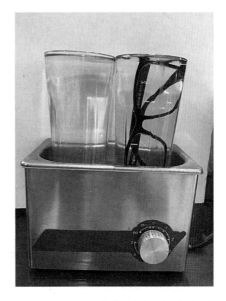

图 4-2-2-1　超声波清洗器　　图 4-2-2-2　工作中的超声波清洗器

2. 顾客购买力问询　当一位顾客来到我们面前,我们让座和倒水后,在给顾客服务时先通过观察判断顾客的消费能力。首先为顾客洗眼镜,观察顾客镜架品牌,通过品牌判别价格,同时简单地了解镜片价格。一般情况下了解清楚顾客旧眼镜价格,顾客没有特殊要求,本次推荐应略高于旧眼镜。然后,不刻意地观察顾客穿着及配饰,判断顾客本次消费购买力。这要求我们了解奢侈品牌和轻奢品牌的市场价格,例如:手表、皮包、腰带、首饰及服装等,这样我们有了初步的判断。

但顾客眼镜清洗过程并不是我们推荐产品的最佳时机。因为此时顾客没有眼镜,观察物品不够便利,同时,我们不要忽视展示我们专业的外在表现力,此时应该正式邀请顾客检查视力,其用语为:"先生您好,请问你多久没有复查过视力了?我先给你检查一下视力吧,我是国家认证的眼镜高级验光员(三级),先生这边请。"

我们在验光的过程中要按照规定的标准进行,完美地展示我们的专业,同时根据顾客的情况进行简单的镜片推介(图 4-2-2-3,图 4-2-2-4,图 4-2-2-5)。

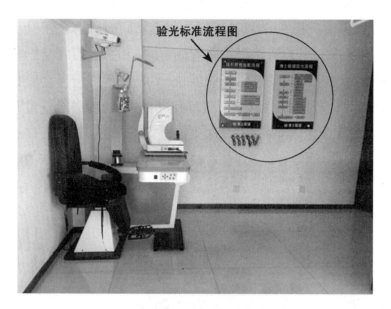
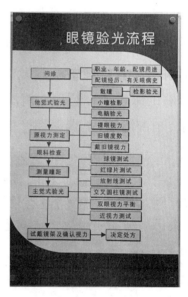

图 4-2-2-3 验光标准流程位置图   图 4-2-2-4 验光标准流程图

顾客验光结束后,引导顾客走出验光室坐下后,根据顾客的情况,给顾客推荐镜架。我们应该清楚地掌握店内镜架的价格段。第一次推荐应三副镜架为一组进行推荐,即高、中、低各一副(图 4-2-2-6),就像餐饮业推荐酒水一样。假如我们问顾客"先生,您喝果汁吗",顾客回答不喝,那我们就没有推荐其他饮品的机会了,也会显得不够专业。正确的做法应该是"先生,您喝点果汁还是汽水呢"。回答如果是果汁,我们就可以再问"那您是喜欢鲜榨还是瓶装呢"。回答鲜榨时,再问"你看来点苹果汁、葡萄汁,还是梨汁呢"。也就是说我们要给顾客提供选择的机会,并且要高、中、低进行搭配,通过顾客关注度及语言来判别顾客的购买需求。

通过上述的购买力了解,我们就可以初步判断顾客的购买需求,便于下一步具有目的性的推荐了。

3. 价格敏感度处理 购买物品,其实不是单纯的购买产品的功能,产品的附加价值尤为重要,这包括产品的品牌、外观、性能、服务等,但还有重要的一点,就是喜欢程度,同样会影响到是否成交,顾客在喜欢上产品之后,价格因素影响就会减弱,所以我们要合理

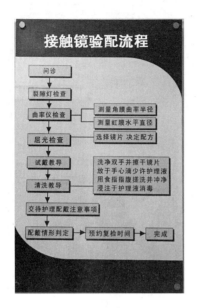 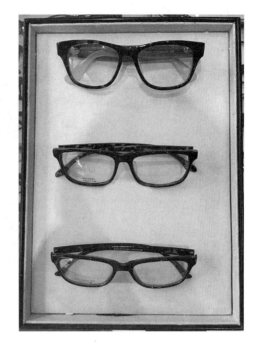

图 4-2-2-5　接触镜验配流程图　　图 4-2-2-6　三个商品一组推介图

地处理门店商品的价格展示。

　　为吸引顾客和客流,门店会有促销牌、海报、灯箱片等道具,每副眼镜也会有价格标签(图 4-2-2-7)。为吸引顾客,低价格的价格标签应该标签向上陈列,即面向顾客,让顾客感到价格的优惠,促成销售(图 4-2-2-8)。高价格的价格标签应该向下陈列,即上面说过的,先让顾客试戴、感受,为顾客讲解品牌、卖点,先让顾客喜欢产品(图 4-2-2-9),然后再告知价格,这时顾客就会接受了。但一般情况,价格标签都会固定到镜架上,顾客不是自己能看到吗?我们操作中为了给顾客提供舒适的试戴,并较好地处理好价格敏感问题,都应该先退下价格标签,然后双手将眼镜递交给顾客。这时要注意价格标签的处理,低价位的价格标签,我们要展示给顾客,那么取下后要正面向上,文字对着顾客(图 4-2-2-10),以便顾客容易了解到价格,便于销售。高价位的价格标签取下后应将文字面倒放于托盘右下角(图 4-2-2-11),做到先不让顾客过于关注价格,然后进行试戴和推介,顾客喜欢后再告知价格。

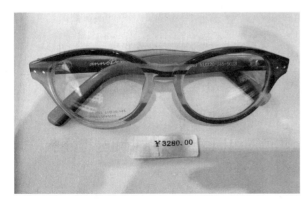 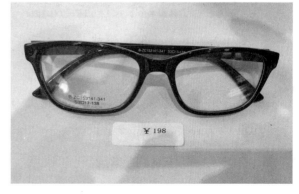

图 4-2-2-7　商品价格标签图　　　　图 4-2-2-8　低价格产品价格标签图

169

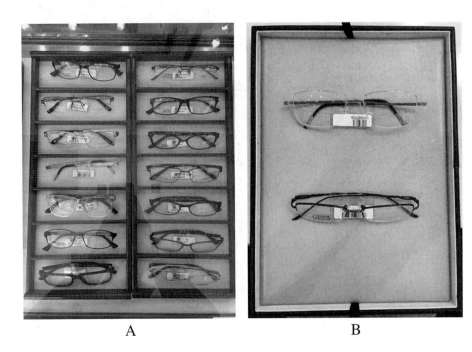

图 4-2-2-9 A. 高价格产品陈列图；B. 高价格产品价格标签图

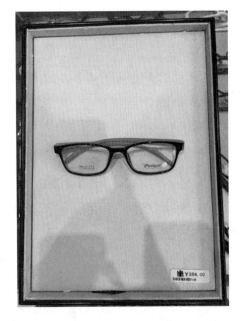 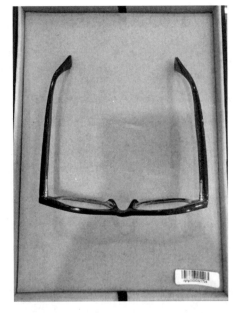

图 4-2-2-10 低价位价格标签展示图 图 4-2-2-11 高价位价格标签展示图

五、练习与评价

请根据上述内容，分组进行顾客接待演练，其他同组同学观察，结束后进行分享和总结，并说出本人和其他同学的表现优缺点。

项目三 特殊营销方式

一、情境导入

> 门店营销并不是顾客要买一副眼镜,我们推荐一副被动式的销售,我们应该有更多模式的主动营销。
>
> 1. 在店内我们可以通过哪些模式增加销售呢?
> 2. 店外是不是也有增加销售的模式呢?

二、学习目标

1. 了解门店特殊销售方式。
2. 思考我们有哪些有效完成销售的方式或方法,并进行总结归纳。

三、任务描述

学习并演练特殊营销方式,能够熟练使用。

四、知识准备

1. 连带   国外一家超市经过数据分析得出结论,不同的商品组合在一起陈列,会整体提高两种不同商品的销售,例如:纸尿裤和啤酒两种完全没有联系的商品组合陈列就会有意想不到的效果。因为,当太太让先生去买纸尿裤时,先生都会顺手给自己买两提啤酒。其实这样的例子很多。电影院当顾客买完影票都会问一句"先生,来一桶爆米花吗"。其实这不是要买一个单品,如果顾客买了爆米花,就会接着问:"吃爆米花会口渴,加一个可乐吧,这样是套餐,可以省5元呢。"这里,爆米花和可乐就成了两个连带的组合。在我们的门店也可以使用这种连带的组合,大家思考一下哪些情境下可以进行连带推介呢?

眼镜门店的连带

(1) 配镜与太阳镜之间的连带:一般配镜存在视力问题,如何能够连带太阳镜呢? 现在近视太阳镜已经非常普及,在顾客配镜后我们都要问一句:"先生,夏天太阳很刺眼,紫外线对视力健康危害很大的,是不是配一副有光度的太阳镜呢,你可以选一份满意的太阳镜镜框,我们加工一份近视太阳镜,既保护视力又时尚。当顾客不想多配一副眼镜时,我们也可以推介变色片。

(2) 接触镜产品与配镜之间连带:接触镜产品流动购买概率大,与配镜相比顾客黏度性差,当顾客购买接触镜产品时,我们不能只是按顾客要求的提供销售就可以了,应该每单争取用裂隙灯为顾客进行眼部检查,在检查过程中进行框架眼镜的推介,告知框架眼镜的优点,让顾客进行两种产品的交替使用,实现接触镜产品与配镜之间的转换及连带,增加顾客黏度,加强顾客的回头率。

(3) 配镜与老视镜之间的连带:我们要把部分成品老视镜陈列在收银台,当顾客配镜结束后,与顾客推介:"先生,现在有特价老视镜,可以给父母带一副,很划算呢!"此种尤其是父亲节及母亲节时,是连带的最佳时机(图4-2-2-12,图4-2-2-13)。

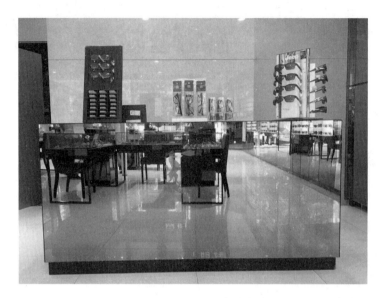

图 4-2-2-12　收银台整体效果图

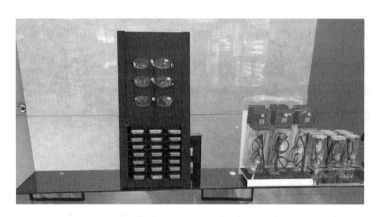

图 4-2-2-13　收银台陈列商品图

2. 回访　回访在现在零售行业已经很普遍了,尤其是高端服装行业,新品推荐基本是进行老顾客回访。其实,眼镜行业回访同样重要。回访要求我们要有完整的顾客档案,详尽地记载顾客的信息,除了技术上的各种参数,还要记录顾客的职业、用眼习惯、年龄、业余爱好、购买习惯等。一般情况下,我们要在顾客配镜后的1周进行第一次回访,主要是问顾客眼镜的佩戴情况,有无不适(渐变焦镜片尤为重要),是否要回店进行调校。第二次回访可以设在半年,主要向顾客了解产品性能,再次给顾客介绍一下产品的保养方法。第三次回访设在2年后,有了前两次铺垫,这次才不会显得突兀,这次有销售目的但不要目的性太强,我们应该是邀请顾客到店进行视力检查,顾客到店检查后,如度数有变化,即可配镜。如顾客度数没有变化,其镜片可能出现磨损等现象,也可以进行营销,同时,可以进行新款推介,实现顾客的回头消费。

3. 竞赛的运用　门店营销需要激情,在工作中也要营造良好的竞争氛围,比如可以进行竞赛。我们前面有了个人每日、每月目标,那么可以竞赛的项目就会有很多,例如个人目标达成率、个人平均客单价,个人月度配镜量等。获胜的员工给予奖励,奖励可以多种形式,让员工之间形成合作中的比拼,在快乐中工作。同时,也可以请优秀者进行经验分享。

4. VIP顾客接待及会员活动　VIP顾客在各行各业都有体现,乘坐航班、银行业务、商场购物等,形式及折扣各有不同。眼镜行业同样可以进行,并且我们可以做成更有顾客价值的项目,来突出我们VIP附加价值。例如:我们提供VIP顾客验光预约,指定验光师及预留验光室;顾客到店提供茶水、咖啡及其他饮料;顾客到店使用印有VIP的杯子(一次性纸杯的杯座);验光时验光室挂VIP验光牌;提供上门服务等。VIP顾客服务能够为我们保留高端顾客及提高顾客忠诚度,所以此项营销至关重要,要做好此项工作需要我们有良好的会员系统(以下简称CRM)。有了CRM系统,我们就可以组织筛选不同级别的会员进行积分兑换,以及品酒会、新品发布会、名品鉴赏会、产品DIY活动,如提供眼镜、服装、丝巾、皮包、化妆品、帽子、鞋子等物品,由顾客进行DIY搭配组合,由顾客投票选举前三名,优胜者给予公司眼镜等奖励,即可实现会员活动中营销。

5. 左手原则　顾客一般在几轮商品的挑选后,会出现对几款商品都喜欢,却不能确定购买意向的情况,在这种情况下顾客都会询问其他人的意见,但每个人对商品的理解和个人审美观存在差异性,如果其他人给的意见不相同,就会让我们的顾客难以决断,影响成交。碰到这种问题我们如何处理呢?一般有经验的营销人员及有统一标准的连锁公司都会有成熟的经验和操作方法。

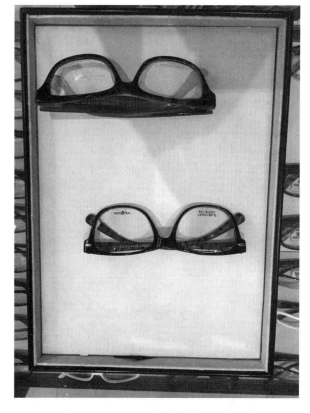

这里介绍最简单实用的一种,那就是左手原则:一般情况下,顾客购买意向会在两款商品上,我们要仔细观察顾客的眼神和表情,判断顾客更喜欢哪一款,另外还要观察顾客试戴哪款商品的时间比较长,再结合我们想要推介的商品来判断我们的主推方向,把这款主推商品一直放在我们的左手边(或在托盘中靠前)(图4-2-2-14),当顾客问到我们同事时,同事就会默契回答主推商

图4-2-2-14　左手主推方式图

品更适合顾客,这样会增强顾客的购买意向,实现销售。

五、练习与评价

1. 请同学们设计一次会员活动,需要列明活动目的、活动时间、活动资料、活动前准备工作、人员安排、活动现场布置、活动环节等要素。

2. 请小组讨论,日常工作中我们还有哪些可以提高业绩的特殊方式方法呢?

(刘科佑 赵东达)

第五篇　接 待 投 诉

各位优秀的眼镜营业员,当你踏入眼镜行业的大门的时候,恭喜你选择了一个朝阳行业。眼镜行业绝对不只是在做眼镜的销售工作。眼镜行业除了销售眼镜,更通过我们所学的专业,为广大的屈光患者带来良好的视觉。

营业员要在我们日常的工作中不断地锻炼自己各方面的能力,尤其是解决顾客的投诉的能力。眼镜行业的投诉有的和其他销售行业相同,如质量、服务等投诉;更有一些专业方面的投诉,如验配的处方不合适,眼镜的变形等。

随着服务意识的深入,越来越多的消费者对于自己的权益越来越重视了,当出现前面说的问题的时候,都可能会引起顾客的投诉。

研究表明,遇到问题不投诉的客户再次交易的意向很低,只有9%;而投诉了,即便问题没有得到解决,客户再次交易的意向也会提高到19%;那些投诉后主要问题获得解决的客户再次交易的概率是54%,那些投诉后,主要问题马上得到解决的客户再次购买的概率提高到了82%。

当接待顾客投诉的时候,我们需要解决两方面的问题,一是顾客的心情,二是事情的本身。

有经验的眼镜营业员在解决顾客投诉的时候都会首先解决顾客的心情问题,稳定顾客的情绪,让顾客把事情说明白,然后再根据顾客所说进行问题分析,最后给出事情的解决方案。

顾客投诉处理好之后,我们需要对投诉进行分析。如果是服务方面的问题,我们需要进行服务方面的培训,提升我们的服务水平;如果是专业方面的问题,我们需要提升我们的专业水平;如果是价格方面的问题,我们可以根据市场调整我们的商品的价格;如果是质量方面的问题,我们需要向生产商提出,以便改进产品质量。

作为眼镜营业员,在日常工作中难免会遇到顾客投诉,当我们面对顾客投诉的时候,需要运用我们的所学帮助顾客解决他们遇到的问题。当然,如果我们希望成为优秀的眼镜营业员,除了会处理顾客的投诉,更要学会在日常工作中减少或者避免投诉的产生。

情境一
顾客投诉处理

任务一　服务投诉

每一位优秀的眼镜销售人员都是非常专业的,不仅体现在验光配镜上,更体现在运用专业的知识去解决顾客的投诉上。因为只有专业才能解决好一个个顾客遇到的问题。处理好顾客投诉,不仅能让顾客得到满意,更是能够赢得顾客对我们的信任和尊重。

一、情境导入

> 某天,进入眼镜店的顾客非常多,这个时候,向你走过来一位顾客,对你说:"你们还有没有服务员来帮我挑眼镜啊,我都进来好长时间了,怎么都没人来招呼我呢?"在我们将来的工作中,作为一名眼镜营业员来说,经常会遇到类似的投诉,我们应该为每一位顾客做好服务。请问
> 1. 顾客在投诉什么内容呢?
> 2. 顾客的服务投诉包括哪些内容?
> 3. 面对顾客服务投诉,我们该如何解决呢?

二、学习目标

1. 掌握服务投诉所包括的内容。
2. 具备解决顾客服务投诉的能力。

三、任务描述

一位已经在店内的顾客,由于当天的人流量很大而被忽略,他提出了对我们的服务不满。

四、知识准备

对于从事销售工作的人来说,大体都是相同的。而对于眼镜销售人员来说,要比普通营业员更加全面,因为我们不仅要销售眼镜,更需要通过专业的学习处理好不同类型顾客的投诉。

(一)服务投诉的种类

①服务质量;②服务态度;③服务方式。分析投诉的种类,可以帮助我们处理服务投诉,同时还能帮助我们减少或者避免服务投诉。

(二)解决顾客服务投诉

1. 销售人员的专业素养。

2. 销售人员的服务心态。

3. 销售人员的服务行为。

(三)相关知识准备

1. 服务投诉的种类 服务投诉是我们在眼镜店最常遇到的投诉,服务投诉之所以放在最前面讲解,是因为服务投诉是投诉的引爆点。服务投诉处理不当,就很可能会造成投诉升级,甚至连带发生其他的投诉。

作为优秀的销售人员,我们在日常处理投诉的时候,对于服务类的投诉一定要认真对待,给予顾客更加优质的服务来弥补我们的不足。下面介绍一下因服务产生的抱怨。

(1)服务质量:服务质量(service quality)是指服务能够满足规定和潜在需求的特征和特性的总和,是指服务工作能够满足被服务者需求的程度,是企业为使目标顾客满意而提供的最低服务水平,也是企业保持这一预定服务水平的连贯性程度。

➤ 案例一

小王是刚刚到眼镜店工作的新人,某天一位顾客走到眼镜店内,希望小王帮助他调整一下眼镜,因为眼镜有点儿松了,这在我们平时工作中可以说是最常遇到的眼镜问题了,也很好解决。

小王将顾客的眼镜拿到手,马上帮助顾客将眼镜的螺丝旋紧,并且调整了外张角。由于是新人,小王在调眼镜时很大胆,这时顾客就担心自己的眼镜可能会被调坏,还好经过长达半小时的调整,眼镜调整好了,但是顾客感觉耽误了太长时间,已经开始有些不满意。

随后小王将调好的眼镜直接给顾客进行试戴,由于眼镜没有清洗,配戴的时候顾客感觉非常不舒服,于是就产生了抱怨。

通过这个案例,我们会发现,小王是新人,工作认真,值得表扬,同时我们理解顾客,因为顾客是没有错的,顾客肯定是接受过我们服务,对我们的服务质量有很高的期望。顾客不会评价眼镜营业员的新与旧,顾客评价的是我们的服务质量。我们的服务质量可以提升,绝对不应该下降,至少也应该保持一致。

在眼镜店工作时间内,每一次为顾客服务,我们都做到最高标准。不管是为顾客更换一颗螺丝,还是帮助顾客清洗一次眼镜,我们都要认真对待。

为了避免这样问题的发生,眼镜营业员在上岗为顾客服务之前,除了要有为顾客服务之心,更要对自己的专业技术有所提升。

来门店清洗调整眼镜的顾客非常多,顾客的眼镜有些是在我们的门店购买的,也有可能不是在我们店购买的,这就要求我们的营业员对眼镜的材质有所了解。这样在为顾客服务的时候,才能得心应手,超越顾客的期望,不会造成类似的投诉。

> **服务小提示:**
>
> 在眼镜店的日常工作中,应该多用心为顾客提供更高质量的服务,从迎宾开始,当顾客进门的时候,我们会说一句"您好,欢迎光临 ×× 眼镜店"。如果是优秀的销售人员就会灵活改变,比如会根据时间说出"上午好,欢迎光临 ×× 店"。对于一些已经光顾过我们的顾客,我们应该在迎宾的时候直接说"张先生/小姐,上午好,欢迎您的光临"。一个小小的改变可能微不足道,但是小小的改变给顾客的感觉就大大不同。

➤ 案例二

某天一位顾客走进我们的门店,要求我们先帮他免费验光。一位营业员就对顾客说:"您是在这边配镜吗? 如果不配镜我们不能给您免费验光。"顾客说:"我在这边验光,当然就是想在你们店配镜了。"营业员说:"如果您希望在我们店消费的话,按照我们的规定,你先要选好镜框和镜片,然后我才能帮您验光。"

顾客只好同意了,选好了一副镜框,也选了一款镜片,并且计算了价格一共是 580 元。然后营业员带着顾客去验光了。验光结束了,营业员说:"根据您的度数,需要补差价,因为你的度数特殊,还有散光,所以还要再加 50 元。"

这下顾客终于爆发了,愤怒地投诉眼镜店的服务,说眼镜店的店员都是大爷,到处都是霸王条款,以后再也不来我们的门店购物了。

目前像这样的情况算是常见的,为了提升自己的业绩,不愿意提供给顾客免费的服务,严重影响了我们的服务质量。有些即使是提供了免费的服务,服务品质、服务流程也是草草走个流程,根本不负责任。

眼镜店其实会担心:顾客在我们店免费验光,然后到其他眼镜店配镜,本来可能属于我们的顾客就这样白白流失了。相信没有一个眼镜营业员愿意接受这样的现实。但是我们也不能因为有这样的担心而忽略了我们的工作。在我们担心的时候,我们就已经失去了顾客。

可以说很多眼镜营业员在日常工作中都或多或少遇到过类似的情况。优秀的营业员在面对这样的顾客时候,一般都会这样想,顾客在我们店购买眼镜,我们当然开心,顾客没有在我们店配镜,我们还进行了一次验光的锻炼呢,对我们来说什么都不亏。

很多营业员会担心:如果顾客不在我们店配镜,还要到我们店来验光得到处方,万一不舒服是不是还要我们营业员赔镜片呢? 对于优秀的营业员来说这根本不是问题。我们可以给顾客的验光时间加长,加长试戴的时间,多次确认顾客的度数,让顾客更加信服我们。同时,有更多的人来免费验光说明我们的店里顾客还很多呢。要知道有客流量就会有生意,没有客流量生意根本谈不上。

如果眼镜店真的是免费验光,而不提供给顾客处方的话,那么我们应该在门店中明确地告知顾客,本店可以提供免费验光,但是处方是作为我们门店的配镜凭据,如果使用我们的处方在外面配镜,我们不会负责。

我们应该珍惜每次为顾客验光的机会,既然我们承诺可以免费验光,就要兑现我们的承诺。既然做了,就要做到最好。

服务小提示:

每一家眼镜店都应该有自己的免费服务项目,并向顾客公示,并且承诺服务是免费的,但是服务的质量不会降低。其实如果免费服务做得好的话,能够给我们带来更多的顾客。免费服务做得好,是每一位优秀眼镜营业员成功的必要条件。

➢ **案例三**

7月中旬,一位顾客打来电话询问我们可不可以提供上门验光服务,我们的店员接听电话后,和顾客预约了时间。

7月17日上午11:00,营业员带着检影镜、试戴架和试镜片以及一张标准视力表,来到了顾客的家里,为顾客验光。需要验光的是一位腿脚不方便的老奶奶,她需要配一副看电视的眼镜和一副看报纸的眼镜。

我们的营业员通过检影和试戴最后帮助顾客验好了度数,测量好了数据。

7月19日眼镜做好了,我们的营业员又再次来到顾客的家里,带着做好的眼镜和调整工具,上门帮助顾客进行了眼镜的调整,让顾客戴着更加舒适。顾客对这种服务非常满意,特别写了感谢信来感谢我们的服务。令她感动的是,我们不但提供了上门服务,没有收取额外的费用,更重要的是大热天跑来不容易,连一口水都没有喝,服务简直太棒了。

这是一个非常成功的案例,这个案例中我们可以发现我们的优质服务得到了顾客的认同,我们也对我们的工作更加有信心。作为眼镜营业员,我们可以通过我们的努力,力争为每一位顾客提供最优质的服务,这是我们努力的方向和目标。

不是每一位顾客都需要我们提供这样的服务,这是比较特殊的情况,能够完成这样的服务,需要我们的营业员学习一些特殊的验光方法,比如检影验光,设备比较容易携带,容易上门为顾客验光。

> **案例四**

某天,一对夫妻带着10岁的孩子来到了我们的店里,希望我们帮助孩子检查一下眼睛。

营业员接待了他们,带着孩子到了验光室,首先给孩子做了电脑验光,然后给孩子戴上了一副+1.50D的试戴镜,让孩子在店里阅读使用。并对孩子的父母说:"孩子的年龄比较小,现在帮助他验光可能会存在一些假性的近视,也就是由于调节紧张导致的近视,我们现在给他的是正度数眼镜,目的是让孩子的眼睛肌肉得到放松。因为我们店目前不可以帮助孩子进行散瞳验光。"

大概过了10分钟左右,营业员再次帮助孩子用电脑验光仪测了度数。营业员对父母说,您可以发现,现在孩子的度数下降了,说明孩子的近视有很多是调节紧张所导致的。我们希望您能带着孩子去做散瞳检查,这样配好的眼镜才能更加适合孩子的眼睛。

顾客同意了,带着孩子离开了眼镜店。3天后,顾客再次带着自己的孩子来到了眼镜店,并且将散瞳验光的结果拿给了我们,对我们说:"医院的眼镜款式我家的孩子不喜欢,希望可以在你们店挑选一个适合孩子的框架。"

我们帮助顾客挑选了一款适合的眼镜框后,就按照医院的处方给孩子进行了度数的试戴,试戴的时候孩子感觉有一些不舒服,有点儿头晕。我们对孩子的家长说:"这是不适应造成的,因为孩子没有戴过眼镜,这样的情况比较常见,需要适应一段时间,就会好的。"

这时候家长对我们说:"我们夫妻都没有近视,孩子怎么就近视了呢?"

我们说:"近视的产生原因很多,现在孩子用眼比较多,尤其是手机啊,平板啊,电脑啊等,甚至老师留的作业很多都需要用电脑来完成的。还有一方面就是孩子们的阅读姿势和握笔习惯都会有影响。"

"像您的孩子这样只有100多度,眼镜配好后不需要每天连续配戴,当看黑板的时候或者需要看清楚远处事物的情况下就让他戴着眼镜,如果回家做作业的时候,可以将眼镜摘下来。"

"还有就是要经常提醒孩子在写作业的时候要保持身体正直,不要歪头,学习40分钟最好能休息5分钟,这样才是正确的。平时可以多吃一点儿动物肝脏,对于眼睛的健康是有帮助的。"

"最后还要注意,孩子都比较活跃,经常注意不到眼镜,有可能会因为活动把眼镜弄变形,如果您发现了要及时带孩子来我们店,我们可以免费帮助您把眼镜调整好,这样才能保证孩子的眼睛健康。当然像孩子这样的情况,大概半年左右的时间需要来我们店做视力的检查,大概一年左右就需要重新验光。"

我们和顾客沟通的内容非常翔实,主要都是讲解如何保护眼睛,眼镜如何使用。顾客非常满意,对我们的服务表达了感谢。称赞我们的专业很棒,我们的态度很好,更重要的以前一直以为我们就是卖眼镜的,没有想到在我们店还可以听到很多护眼知识。感觉这里的服务品质非常高,不但专业,而且负责。

　　眼睛出现了屈光不正,对于顾客来说就需要一副眼镜来矫正视力,对于我们来说,简单的一副眼镜绝对不简单。说简单是因为眼镜就是一副镜架加上一副镜片。说不简单是我们卖给顾客的眼镜需要为顾客验光,制订处方,并且加工制作眼镜片,最后还需要调整眼镜等。

　　患者在医院看病通过处方去取药,眼镜店销售的眼镜如同是在医院拿到的药一样,是治病的,我们需要对我们的处方负责。同时,我们作为眼镜店的营业员,更要学习一些眼睛保健的知识。

　　我们销售眼镜是为了矫正顾客的屈光不正,眼镜售出后更要提供一些眼保健知识,比如正确的用眼习惯、正确使用眼镜的方法等。希望通过我们的努力借助我们的眼镜店将护眼知识传播出去,让顾客了解到来眼镜店不只可以选到自己心仪的眼镜,还可以得到很多关于眼睛保健的常识。

轻松一下:

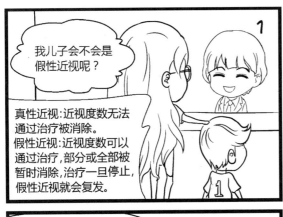
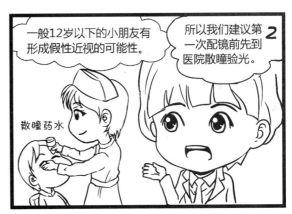
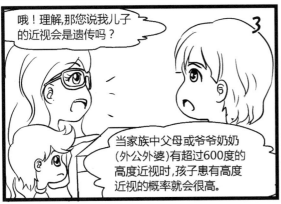
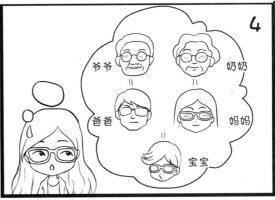

漫画1

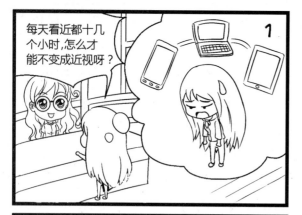
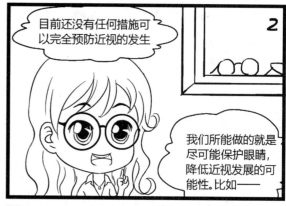
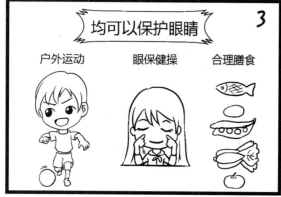
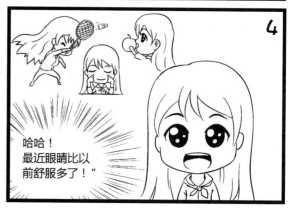

漫画2

（2）服务态度：服务态度（service attitude）是指服务者为被服务者服务过程中，在言行举止方面所表现出来的一种神态。

➤ **案例一**

某天，一位顾客拿着在我们店配的眼镜来到店里要求退货，因为配的眼镜看东西很不舒服，一戴上就头疼。小李接待了顾客，对顾客说："营业员肯定和你说过吧，新配的眼镜都会感到有些不舒服，适应一段时间就好了。"

顾客："前一段时间我打电话给店里，说我戴着不舒服，你们告诉我要我回去适应一段时间，可是过了这些日子我还是不舒服。现在我来到店里就是希望你们给我退了，我不想去适应了。"

小李："您看啊，商品质量没有问题，度数也没有问题，已经加工好的镜片就不可以退。"

顾客："您这是什么态度啊，什么叫不可以退啊。我戴得不舒服，你就应该马上给我退换，不然我马上到消费者协会去投诉你们。"

就这样小李和顾客在店里吵了起来，越吵越严重，已经影响到了门店的正常营业。

通过这个案例我们发现，处理顾客抱怨的时候态度是非常重要的，如果小李在处理顾客投诉的时候能够耐下心来听听顾客的问题，也许事情就不会变得那样严重了。

同样的事情，一位优秀的营业员是如何处理的呢？

首先是认真听顾客抱怨的内容，同时仔细检查顾客的眼镜，然后对顾客讲："先生您好，您配戴的眼镜是渐变焦镜片，我们公司卖的渐变焦镜片是非常优良的镜片，而验配渐变焦眼镜也是我们的专长，这一点请您放心，您遇到的问题也是很多朋友曾经遇到过的问题。"

"是这样的，渐变焦镜片在最初的时候确实是有一段适应期，这个适应期主要是让您学习这种镜片的使用，就如同您购买了智能的手机，是不是也要学习很多新的使用方法？您看这样好吗，由我来给您示范一下渐变焦镜片的正确使用方法可以吗？"

"渐变焦镜片与单焦点不同，在镜片上包括远用区、近用区、渐变区和模糊区或者叫作像散区。初次使用渐变焦镜片的顾客需要经历一个教戴的过程，眼镜营业员需要教给顾客如何正确地使用渐变焦镜片。在教戴的过程中，我们需要提醒顾客首先看远再看近，最后看中间。先看静止的物体再看运动的物体。先在室内使用，再到室外使用。"

经过耐心的解释和说明，顾客接受了我们的建议。经过营业员一步一步地演示，顾客发现了自己在使用过程中确实存在问题，同时学会了正确的使用方法，顾客答应回去继续学习正确的使用方法。

一周过去了，营业员通过电话联系到了这位顾客，询问最近的使用情况如何，问题是否得到了解决，顾客的反馈非常好。通过学习已经掌握了新镜片的使用方法，现在已经离不开新的眼镜了，还在别人面前炫耀自己配的新眼镜非常方便，一副眼镜可以看远也可以看近，很方便，再也不用到处寻找老花镜了。

同一件事情，经由两位营业员的服务，结果大不相同，我们也可以感受到，能够给顾客提供良好的服务，最基础的就是要求我们的营业员有良好的服务态度。这个服务态度的养成其实是需要我们有同理心作为基础的，也就是需要我们能够站在顾客的角度思考问题。当我们是消费者的时候，期望营业员对待我们的好态度，其实就是消费者对于眼镜销售人员提出的服务态度的要求。

服务小提示：

　　顾客在购买了我们的商品后，其实最怕的就是交了钱后服务员的脸色发生转变，没交钱的时候对顾客总是微笑，一旦付款后就不理顾客了，这最让顾客反感。我们在平时工作中一定要保持自己良好的心态和服务态度。我们一定要记住，付款不是销售的结束，而是我们为顾客提供服务的开始。这样的话，我们的态度才能给顾客留下良好的印象，获得更多的老顾客再来消费。

轻松一下：

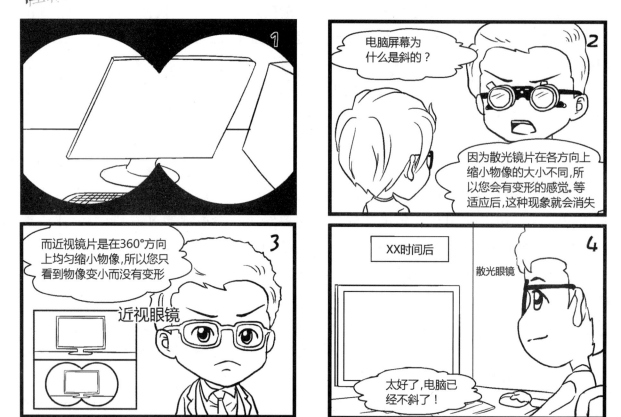

漫画 3

> ➤ **案例二**

某天上午，一位顾客戴着眼镜来到了我们门店，对我们说："我的眼镜是在你们店配的，现在这副眼镜总是会向下滑，请你们帮我调整一下。"

我们的店员接待了顾客，请顾客坐下来，跟他说："稍等，我们马上帮您调整，不过在调整之前我们先和您沟通一下，眼镜是我们卖出去的，我们给您提供免费的服务，不过调整需要使用到工具，工具可能会对眼镜造成伤害，导致脱漆，甚至可能发生断裂，这些都是正常现象，当然我们请我们最有经验的调整师傅帮您小心地调整眼镜，如果在调整的过程中发生了以上的问题，请您理解，如果有断裂或者开焊我们会给您焊接和后期的维修。您看可以吗？"

顾客听了之后立马生气了，说："照你这么说，这个眼镜要是调坏了就都是我的问题了，你们一点儿责任都没有吗？"

营业员依然耐心地说："您的眼镜是我们店卖出的，我们帮您做调整也比较容易。但是需要预先告知，这种风险是存在的，只是出现的概率很低。"

最后顾客同意了让我们进行调整，眼镜调整后我们给眼镜进行了清洗，调整过程相当顺利，顾客戴上调整后的眼镜很舒服，就离开了。

下午的时候顾客就回到了店里,非常生气地对我们说:"今天上午你们帮我调眼镜我因为着急就没有详细检查,中午休息的时候我摘下了眼镜仔细看了一遍,发现我的眼镜的鼻托盒掉漆了,是你们调整的时候给我弄坏的,现在你们看这个问题怎么解决吧。"

营业员拿着有点儿掉漆的镜架对顾客说,"上午确实您来过,可是我们调好后,交给您可是完好的,你也没有发现问题啊,现在拿过来说这个掉漆是我们调整造成的,我们不能接受。"

这下顾客可火了,要求见我们的领导,我们店的主管走到顾客面前检查了一下眼镜后对顾客说:"上午我见过您,我们给您调整的时候没有问题,现在您拿着这副眼镜说鼻托掉色了,这个不是我们的问题,也许是您自己不小心碰到哪里碰掉的呢。"

听了领导的话,顾客更是生气了,就打了电话给经理投诉我们的调整技术差,服务态度更是恶劣。

结果我们派出了我们的客服人员对顾客进行了长达两个小时的沟通。在沟通过程中,我们可以说是各种方法都尝试了,最后问出了顾客的真实想法。原来顾客就是希望得到服务人员说一声对不起,其实眼镜鼻托的位置有一点儿掉色外观根本看不出来,并不受影响,只是感觉店里的销售人员太可气了,不但不道歉,还指责这样的问题是顾客自己造成的,这口气实在是咽不下去。

处理的结果是我们请店主管带着我们店员一起向顾客道歉,并且给顾客更换一副一模一样的框架。

在面对顾客的时候,我们营业员首先要保证我们的服务质量,同时我们更要保证我们的服务专业度和认真程度。不管顾客的眼镜是不是我们店购买的,只要我们帮助调整了眼镜,我们就应该在调整前做好沟通,在调整后交给顾客前都要仔细检查顾客的眼镜,确保每一个小细节都检查到,应该如实地与顾客讲明白眼镜出现的任何小问题。因为对于顾客来说,哪怕是一块钱购买的商品,都是非常珍贵的,我们作为营业员要与顾客有一样的感觉,不能因为眼镜价格高低给予不同的服务。

同时,当我们遇到顾客类似投诉的时候,首先必须承认我们的错误,即使不是我们的错,说一句"我们的错,错在我们没有给您详细地解释清楚"。可能一句真心的道歉不能化解问题,至少在对待问题上,我们表现出了我们的态度,给顾客服务的态度。

> 案例三

某天,一位老阿姨来到我们眼镜店,手里推着一个买菜用的小推车,满满的都是青菜。我们的店员上前帮助顾客推车,亲切问候:"阿姨好,您有什么需要我们帮助的地方吗?"

老阿姨说:"我的牌友们说你们这边的服务挺好的,我想要配一副眼镜,打麻将用的,不要太贵的。"

其实,我们的营业员一看老阿姨的打扮就已经了解她不会买太贵的商品,但店员服务的态度是非常好的,微笑着帮助阿姨仔细地验光,挑选了一款价格为299元的眼镜给阿姨试戴。

老阿姨说："还行吧！这个价格可以接受，我现在没有那么多钱，可以先交点儿订金吗？"

我们同意了，将我们的取镜条给了阿姨，并且微笑着将阿姨送出了门，并提醒阿姨说，要多小心，过两天就可以取眼镜了。

两天过去了，阿姨没有来取眼镜，而是一个大概30多岁的先生来取的眼镜，并且对我们说：很感谢我们的服务，那位阿姨是他的妈妈。

我们对顾客说："这都是我们应该做的。"这位先生说："妈妈回去后一直夸你们的服务态度好，工作很认真，对待老人很照顾，不过因为她的腿脚不方便，所以由我来取眼镜。并且今天我希望你们能帮我选一副太阳眼镜，并且也帮我验光配一副新眼镜。"最后这位先生购买了一副199元的太阳眼镜和298元的眼镜套餐一套。

这样成功的案例在眼镜店比较常见，顾客购买的不是什么贵重的眼镜，但是顾客会因为我们的服务成为我们最忠实的顾客，并且会主动帮助我们介绍新的顾客。

在日常工作中，拥有忠实顾客数量的多少直接影响着一位营业员的优秀程度。也就是说，越是优秀的营业员，越会运用自己的服务，增加忠实顾客的数量。

服务小提示：

为顾客服务，不要因为顾客花的钱多钱少而有不同的态度，应该是对待所有的顾客都是一样的，哪怕顾客没有购买，我们也一样要好好服务，因为我们永远没有办法知道顾客身边是否有其他的潜在顾客，当我们对待顾客保持良好的态度的时候，我们就会有更好的口碑，当然就会带来更多的顾客。

➤ **案例四**

某天，一位大概50岁左右的女士来到我们的门店，优秀的营业员小王接待了顾客，对顾客说："请问您有什么需要吗？"

女士说："你说呢，来眼镜店当然是买眼镜了，还能有什么需要啊？"

小王笑着说："那您是给自己看眼镜还是给别人看眼镜啊？"

女士说："你觉得我是给自己看还是给别人看呢？我当然是给自己买眼镜了。"

小王还是微笑着对着顾客说："您的眼睛有没有度数啊，需要我给您验光吗？"

女士说："别跟我来这一套，我很懂的，一旦你们开始验光，就是要我买眼镜，而且让我买贵的，我都明白的。"

小王说："女士您好啊，我们这边验光都是免费的，您买不买眼镜我们都需要给您验光的。"

女士说："好吧，那你给我验验看。"

小王在验光过程中的服务非常好，表现得非常专业，可是也感觉到这位女士很奇怪，不知道这是冲谁的火气，对我们的验光也是不领情。不过小王还是认真、微笑地和顾客进行着沟通。

小王说:"女士您好啊,您的度数其实并不高,您平时是不是都不戴眼镜,只不过在看近的时候有些费力呢?"

女士说:"是啊,怎么了?"

小王说:"其实随着我们年龄的增长,我们眼睛的肌肉力量也会随着下降,看近的时候需要调节力,现在您的调节力有些下降了,所以您看近的时候有些费力了。"

小王说的没有什么问题,可是顾客马上就火了,对小王说:"你这是在说我老了是不是,还有你是不是说我老花了啊!"

小王依然微笑着对顾客说:"女士您好啊,这个其实不能完全是老花,只是你的调节力有些失调了。如果可以的话,通过戴眼镜可以将您的这个失调的调节力给调回来的。"

女士说:"你要是早这么说不就没事了吗?"

小王说:"我给您进行一下试戴吧。"

戴上眼镜的顾客,感觉到了确实看东西变得清晰了,挺开心的。

最后顾客选配了500元的眼镜,顾客走的时候说,希望取眼镜的时候还是小王帮助她。

过了三天顾客来取眼镜了,小王用最专业的调整技术,帮助顾客将眼镜调好,并且嘱咐了应该如何正确使用这副减少疲劳的眼镜。在顾客离开店的时候,小王还对顾客说:"希望您日后能够平静心情,因为生气或者心情比较烦闷的话,会让您看东西不舒服的,影响戴镜的效果不说,对于您的身体健康也会有影响。如果您有时间的话,欢迎来我们店坐坐,我们可以帮您免费调整眼镜,清洗眼镜。"

在这个案例中,我们发现小王的服务非常棒,没有因为顾客的态度改变自己的服务态度,而且还能微笑着对待顾客,真的是表现出优秀营业员的状态了。

在这个案例中,我们也发现顾客好像是故意来找茬的,就算是我们说得再婉转,顾客也一样会挑出问题来。

对于我们营业员来说,面对这样的顾客,我们更要有耐心,因为做服务行业,就应该有这样的心态,表现出愿意为顾客服务的心态,只有为顾客服务好了,才能帮助顾客解决问题。后来我们接到了一封顾客的感谢信,顾客感谢小王的服务,并且诉说了缘由,原来顾客的身体正处在更年期,会莫名地发脾气,可是小王的服务态度非常好,非常有耐心,讲解得非常清楚,这样的服务让顾客感觉非常舒服。

心态保持积极耐心,对营业员来说是非常难得的好品质。在日常工作中,我们需要向小王学习,学习他对于自己情绪的控制,尤其是在顾客发脾气的时候,我们可以控制住自己情绪,不会受到顾客的情绪影响。作为优秀的营业员,我们需要控制好自己的情绪,时刻保持积极的心态迎接每一位顾客。

(3) 服务方式:服务方式(service mode)指在帮助顾客完成整个销售过程时,营业员会根据不同类型顾客采取的不同服务。

在眼镜店工作过程中,每天都会和不同的顾客打交道,我们这边通过购买镜片这件事,来了解一下如何为员工提供不同顾客的应对方式。

> ### 案例

某天,顾客来到店内,想要购买我们的眼镜片,不同性格的人会做出不同的表现,这就需要我们的销售人员在接待的过程中,根据顾客的不同表现,给予不同的服务方式。我们这里将顾客分为四类进行说明。

第一类顾客,拿着我们递给他的价目册,指着其中一种折射率为 1.70 的镜片:"我就要这种,你们可以打折吗?"

第二类顾客,拿着我们递给他的价目册,认真看了看,然后说:"请问 1.74 和 1.76 的镜片差异只有 0.02,价格怎么差异这么多呢?这两种镜片在设计上有什么不同?产地是否相同?精准度有多高?做出来的厚度效果相差几个 mm 呢?"

第三类顾客,拿着我们递给他的价目册,看了又看,然后对我们说:"现在镜片种类这么多,我都不知道该用哪种好了,你看我选择哪一种呢?"

第四类顾客,拿着我们递给他的价目册,看了又看,对我们说需要再到其他的地方看看然后再决定购买哪种。

面对第一类顾客,我们需要直接请顾客付款就可以了,不需要和顾客讲解太多,因为那都是多余的。顾客是简单直接型的,我们就简单直接地应对,顾客自然很满意。

面对第二类顾客,我们需要表现出比顾客更加专业,不但要细心地为顾客解说,更要做出详细的参数对照表,给顾客看,帮助顾客做出选择。同时我们也可以转移话题,也就是问问顾客:"您配戴眼镜的度数为多少,需不需要重新帮您验光,同时镜片的薄厚除了受折射率的影响也会受到镜架的影响,还有和您的度数及瞳距都会影响的,不如我先帮您进行一次专业的全面的验光吧。"

面对第三类顾客,顾客没有主见,不知道该如何选择,看着每一样镜片都差不多,我们需要做的就是给顾客建议,千万不要再给出两种建议供顾客选择了,顾客没有主见,最怕的就是选择了,所以我们就给一种选择,然后说明做出这种选择的主要依据,再说说这种选择对于顾客的好处在哪里,这样的选择对他来说是最适合的,这是我作为眼镜销售专家给出的个性化选择。

面对第四类顾客,我们首先认同顾客的消费习惯,购买商品一定要货比三家,如果是我购买眼镜,也会像您一样多比较比较,然后我可以冒昧地问一句:"您购买眼镜片在比较什么内容呢?或者您最在意镜片的是哪方面的内容?"最后我们根据顾客的回答,给予顾客相关的备选方案。

服务小提示:

顾客的种类不止上面的四种,重要的是我们作为优秀的销售人员一定要有自己对顾客的判断,根据顾客的类型采取不同的服务方式。不要期望一种服务方式可以面对所有的顾客,现在是一个性化的时代,优秀的眼镜营业员能够给予顾客不同的服务方式,满足个性化时代的个性化需求。

2. 如何更好地解决服务投诉

(1) 调整心态:作为眼镜营业员,首先是要重视顾客的投诉,因为来投诉的顾客都是对我们抱有希望的顾客,希望我们能帮助他解决问题(此处排除故意投诉的顾客)。当然,如果顾客对我们的服务不满意而又不来投诉的话,那么我们将永久地失去这位顾客。

考点提示

服务投诉的种类?

面对顾客的投诉,我们应该首先调整自己的心态,告诉自己顾客来投诉是对我们良好的期望,希望我们做得更好,也是帮助我们改善服务品质的好机会。然后,我们面对顾客的投诉要第一时间给予道歉,不管问题是不是我们的错误,首先摆明我们的诚意和态度是非常重要的,即使真的是顾客的错误,我们依然要先说:"对不起,是我们没有为您服务好,这是我们的错,希望您能给我们再一次为您服务的机会。"最后,面对顾客的投诉,我们要表现出对投诉的重视程度,要耐心聆听顾客的投诉,并认真地做好记录。

调整心态最需要练习,销售行业中有四个基本的必要条件:自然的微笑,亲切的口语,积极的心态和适度的赞美。我们可以看到积极心态的重要性。

作为营业员,不论是在销售眼镜还是在解决顾客的投诉,都要时刻保持积极的心态,这一点很多营业员都知道,但是真正能够做到时刻保持积极的心态,可不是一件容易的事情,这个需要我们在平时的工作中不断地学习。

➢ 案例

大概 10 天前,营业员小李卖给了张先生一副渐变焦眼镜,眼镜做好后,小李电话通知张先生可以来取眼镜了。

顾客来到我们的门店,小李帮助顾客将渐变焦眼镜给了顾客,并教给顾客如何正确使用这副新的眼镜。顾客不是非常满意,总是感觉自己无法适应这样的眼镜,因为以前一直都是单光的眼镜,现在呢,看远看近就用一副眼镜。小李告诉顾客说:"这样的眼镜确实需要您去主动地学习如何正确地使用,我们已经将正确的使用方法告诉给您了,您也学会了,您需要适应一段时间就可以了。"

顾客问:"大概需要适应多久?如果还是不适应该怎么办呢?"

小李回答道:"有的顾客直接戴着就走了,一点儿问题都没有。有的呢,需要适应大概 3~7 天,最长的需要适应 10 天左右,也应该没有问题了。"

顾客拿着眼镜对我们说:"我先去适应一下,一个星期后我再来找你们可以吗?"

小李回答:"这当然可以了,因为您从我们店配的眼镜,我们一定会负责任的。"

顾客走了,大概 3 天后顾客就回来了,一早上顾客就在大门前等待我们开门,小李接待了他,对他说:"张先生,您配戴的效果如何啊?"

顾客说:"别提了,我总是觉得戴着不舒服。你再看看,我这个问题如何解决呢?"

小李对顾客说:"您请放心,这个问题我们一定帮助您解决好的。"

小李再次帮助顾客检查了眼镜,眼镜鼻托有一些变形,再次帮助顾客调整了他眼镜的鼻托位置。

顾客说:"好像问题有点儿好转,不过呢,我不知道是因为戴这个眼镜时间长了头疼还是因为我现在戴着你调好的眼镜头疼。"

小李说:"张先生您请放心,只要我们售出的眼镜,我们一定负责到底,这个请您放心。您在我们这边多试试,看看有没有问题。有的顾客在我们店里适应1个多小时,然后走了。"

又过了3天,顾客再次来到了我们店里,找到了小李。如果你是小李,这时候你会怎么想呢?是不是觉得这副眼镜真的有问题了呢?是不是顾客会感觉要退了眼镜呢?这个人一来是不是诚心来找麻烦的?

我们的小李没有这样想,小李一直调整自己的心态,对自己说,我一定可以通过我的服务和专业,帮助顾客解决问题。顾客来我们店配眼镜,适应中出现问题的话,那就是因为我讲解得不清楚,或者我教给顾客的内容不够详细,我要继续以更好的心态迎接这位顾客。

小李接待了张先生,张先生这次不是来找麻烦的,是专程来告诉小李,经过这几天的使用和适应,已经基本上可以正常使用了,而且感觉这样的眼镜确实可以解决总是找老花镜的问题。现在对这副眼镜已经满意了。

小李说:"其实您不来我也会打电话给您的,会向您询问眼镜配戴的情况。现在您告诉了我们您的感觉,我们就放心了。当然还请您能在一个月后,再次来到我们的店

轻松一下:

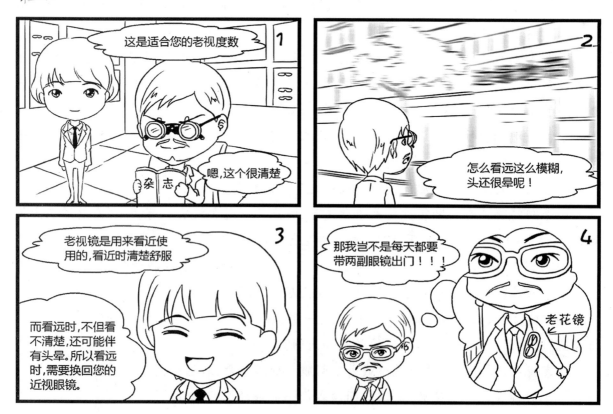

漫画4

里,我再对您配戴的情况进行一次检查,这样确保您能长久舒适使用这副新的眼镜。"

时间过去了一个月,张先生没有来店里,只是打了一个电话告诉我们,现在他已经完全适应了这副新的眼镜,感觉这样的眼镜太适合自己了。现在眼镜已经成为了自己的一部分了,这样的眼镜让自己看起来更年轻了。很多朋友们看近的时候都要花镜,对于他不用戴老花镜看近感觉很好奇,也想要配一样的眼镜。

真正做到与小李一样是非常不容易的。面对成绩谁都会愿意接受,面对错误或者面对失败还能勇于改正的营业员才是真的优秀的营业员。这样做需要很大的勇气并且需要我们能在日常的工作中多多向优秀的营业员学习调整心态的方法。对于眼镜营业员来说掌握最专业的技术很重要,学会心态调整,勇于改错更加重要。

> **服务小提示:**
>
> 永远记住顾客来投诉,就是对我们最大的信任,请以最好的心态来帮助顾客解决问题。积极的心态不仅可以带给顾客良好的印象,更能让问题的解决更加顺畅,也许更能给我们带来更多的顾客。

(2) 调整方式:在前一小节中我们已经讨论过顾客的类型不同,当然我们在面对的时候也要调整自己的方式,本小节不再赘述。

> **服务小提示:**
>
> 能够判断出顾客的类型并能给予顾客正确的服务方式是需要不断学习才可以完成的。当我们不具备这种能力的时候,我们需要保持一个真诚为顾客服务的心态,这时候我们会发现其实技巧已经不重要了,我们需要具有真诚的态度。诚实地为顾客服务,永远是第一选择,然后才是去学习一些应对的技巧。
>
> 当然每一位营业员如果都能掌握各种应对方式的话固然重要,当我们不能掌握的时候呢,就要学会和其他店员配合了,也就是说为了能够给顾客提供更加优质的服务,我们需要把顾客转介给能够接待的人进行服务。

(3) 承诺兑现。

➤ **案例一**

某天,顾客拿着我们的取件单到我们的眼镜店来取自己的眼镜,我们很有礼貌地接待了顾客,请顾客坐下,端了一杯茶给顾客。

我们拿着顾客的取件单去找顾客的眼镜,不幸的事发生了,顾客的眼镜还没有做好。这时顾客马上就不开心了,对我们说:"是你们答应我可以在今天取件的,现在告诉我取不到,你们知道吗? 我来这边一次要两个小时,回去又要两个小时,还要找停车位,付停车费。来一趟容易吗? 你们这不是拿我开玩笑吗? 说今天能取,到现在又说不可以取。你们还有个准吗?"

这个案例在眼镜店的日常中特别常见,也很有代表性。眼镜营业员做出的承诺没有兑现,是很不容易解决的问题。面对这类型的服务投诉,我们要非常重视,在处理的时候更要小心对待。

因为我们服务的承诺没有兑现,导致顾客不能准时拿到自己的眼镜,这是我们可以看到的结果,可是我们却不知道取不到眼镜和顾客来取镜的过程是如何的,可以说此时顾客的心里是多么的失落,多么的气愤。

最后等到顾客真的拿到眼镜的时候心中肯定还是不开心的,再好的服务也打了折扣,因为带着这种不开心,本来舒服的眼镜可能都会变成不舒服,这类型的投诉处理不好,可能还带来更严重的结果,可能直接导致顾客退件。

我们处理这类投诉,首先是要承认自己的错误,给予顾客安慰,解释说明眼镜没有做出来的原因,由于我们的原因没能让顾客取到眼镜,然后马上跟踪眼镜在哪里,给予顾客一个新的承诺,如果可能我们应该主动提出将做好的眼镜给顾客送货上门。最后在给顾客取镜的时候,最好还能给顾客赠送一些小礼品。

> **服务小提示:**
>
> 导致顾客不能按时取件的原因
>
> (1) 销售人员答应给顾客的时间太紧张,没有预留一个弹性的空间;
>
> (2) 顾客制作的是定制片,定制片有个定制的周期;
>
> (3) 眼镜片可能定制错误,或者定制的镜片有瑕疵需要重新定片;
>
> (4) 镜片在加工中出现了裂片或者加工错误;
>
> (5) 成品在品管的过程中出现不符合国标的事情;
>
> (6) 品管需要调整,调整的时候发生了镜架的脱漆或者断裂、脱焊、镜片的崩边和膜层龟裂等问题。

➢ **案例二**

某天,顾客来到我们眼镜店,顾客说自己的眼睛度数高,每次配出的眼镜都会有很厚的边,现在希望配戴一副薄的镜片,让我们帮他介绍。

我们的营业员给顾客介绍了一款1.70和一款1.74的镜片,顾客看后感觉价格太高了,难以接受。于是我们又介绍了一款1.67的非球面镜片,顾客可以接受了,提出疑问是这个镜片可以薄多少。营业员对顾客说:"肯定比你现在戴的眼镜要薄很多。"顾客同意购买这种商品。

三天后顾客来取眼镜了,清晰度没问题,可是厚度上比旧眼镜只薄了一点点儿,甚至都不容易发现厚度的差异。顾客非常不开心,找到当时为他服务的人员,提出了对镜片厚度的不满。

营业员解释说:"这是因为您选择的镜框比旧镜框大,所以厚度差异比较小,不过还是可以看到有一点儿厚度差异的,不是吗?"

顾客就说了:"当初你可不是这样说的啊,就是因为你承诺了会薄很多,我才选择这种镜片的,现在镜片的厚度我不满意,要求退了。"

遇到这样的问题,我们处理的过程也是非常复杂的,但是我们通过这样的案例可以总结到一些宝贵的经验。

1) 影响顾客的镜片厚度会有很多因素,包括:顾客的镜框大小、镜框的宽度、顾客的瞳距、镜片的折射率、中心厚度、镜片的直径选择和非球面设计等。

2) 顾客的期望值与营业员的介绍:销售人员在销售过程中会有夸张的部分,但是我们一定要有个限度,不可以让顾客有太高的期望,所谓期望越高失望可能越大。作为优秀的营业员,一定要把握好顾客的期望值。

顾客在我们店里购买了眼镜,销售人员会给顾客很多承诺,这些承诺虽然是口头上的,但是一样会产生效力。更重要的是,伴随着等待取镜的时间,这些承诺就会像不断充气的气球一样越来越大,最终导致取镜的时候顾客非常失望。因此在销售过程中要尽可能控制好顾客的期望值。

学会控制顾客的期望值,在销售中给顾客作介绍要比较客观,千万不要为了销售而作夸张的介绍或者不符合客观事实的介绍。做销售可以使用夸张的技巧,但是夸张是有限度的,绝对不可以欺骗顾客,我们必须要保证自己的诚信,诚信是一位优秀营业员必备的素质。

➤ **案例三**

某年 8 月 9 日,顾客在我们店里配了两副眼镜:一副近视镜,一副有度数太阳眼镜。付完款后发现有度数太阳眼镜那副框架有严重划伤,然后和店员做了沟通,店员答应可以更换。

8 月 14 日,顾客来取件的时候,近视镜没有问题,可是却发现太阳眼镜镜架没有更换。

销售眼镜的营业员这时候才想起当时答应顾客的内容,可是由于时间长,确实给忘记了。然后向顾客做了道歉和说明,并答应顾客两天后将更换好新的眼镜给顾客。

两天后顾客来到了店里,店员将更换好的眼镜给了顾客。顾客非常仔细地检查了眼镜,每一个部位都详细地检查了。镜框确实是已经更换了新的,不过好像镜片有一些问题,由于是染色的镜片,左右度数又有差异,所以染出来的镜片在颜色上有一点点儿差别,引起顾客强烈不满。

顾客投诉我们说:"第一你们答应我的更换镜框没有帮我更换。第二你们帮我更换了镜框,可是你们给我的镜片却颜色有差异。当时你们说的是两片会一样颜色,现在颜色又有差异。第三我现在不相信你们是否会再帮我更换,我觉得你们的诚信有问题。第四我希望你们给我做好眼镜的同时给我报销我来回的打车钱。还有就是耽误我的工作要补偿。

这个案例最终经过我们与顾客细致耐心的沟通,我们为顾客报销了来回的路费,同时给顾客的眼镜重新订片加工,眼镜做好后,邮递给了顾客。即使是这样,顾客其实也不是非常满意,只能说这个案例是解决了而已。

通过分析这个案例,我们得到了很多的提示。

1. 日常工作中,我们每一个眼镜店都有工作交接本,这个本子除记录顾客的配镜情况之外,更重要的是要记录下来给予顾客的承诺及承诺者。

2. 工作中我们要学会站在顾客的角度思考问题,有这个同理心,如果这个眼镜是自己要配的,那么我们作为消费者会有哪些要求呢? 顾客花钱配了眼镜,就是希望我们在给顾客商品的时候能够保证品质,同时我们也知道顾客对商品的品质要求是非常高的,我们需要对我们售出的商品做好详细的检查。

3. 我们售出的产品,尤其是陈列在柜台中的商品,我们要经常去擦拭检查,看看我们的商品品质是否过硬,尤其对于常卖的产品更是要检查好。如果我们详细检查了我们的售卖产品,就不会让顾客觉得我们售卖的商品有问题,需要更换了。当我们通过日常检查发现了商品的问题后,也需要及时地处理,上报给商品采购的人员或者与商品提供商进行协商解决,避免此类问题再次发生。

4. 我们需要做好诚信服务,不管答应给顾客的是什么样的内容,只要我们答应了,我们就要做到承诺兑现。并且我们要注意的是,我们的承诺不要超出我们可实现的范围。最好的承诺一定是在实现的时候可以超越顾客的期望。

通过以上的学习,我们来看看我们的情境导入中遇到的案例该如何解决。

顾客进门后,一直没有人来接待顾客,顾客产生了投诉。这样的情况我们首先应该去解决顾客的情绪问题,马上向顾客道歉:"是由于今天的顾客比较多,我们的店员比较少,没有能够及时地为您服务,这是我们的错。"

然后根据顾客的反应,我们应该试探性地了解顾客来店里的目的,是需要验光,需要挑选框架眼镜,还是希望看看太阳镜。根据顾客的需求帮助顾客介绍。

当顾客购买了相应的产品后,我们可以适当地为顾客赠送一点儿小礼品,并告诉给顾客:"一般我们客流量比较大情况出现在几点钟,希望以后您再购物时选择在客流量不大的时段过来,这样我们可以最快速、最及时地帮助您挑选心仪的商品,给您最棒的服务。"

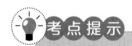
考点提示

解决服务投诉的方法。

五、实施步骤

(一)情景模拟引入眼镜店接待投诉案例。

(二)请同学们扮演投诉者和接待员。

(三)根据情景表演,提出学习问题。

1. 服务投诉的种类

2. 服务投诉的处理办法

（四）学生分组、讨论、归纳、教师指导

服务投诉的种类	解决服务投诉的方法

（五）学生练习

1. 学生分组,其中一组充当顾客,另一组充当销售人员。

2. 学生填空训练。

（六）教师就学习内容总结提炼。

六、练习及评价

（一）服务投诉常见的种类包括（　　　）、（　　　）、（　　　）（　　　）。

（二）面对服务投诉我们需要做到（　　　）、（　　　）、（　　　）。

（三）角色训练

1. 将全班同学分为两组,一组充当顾客,一组充当销售人员。

2. 分别给予不同的投诉内容。

3. 教师从旁指导。

（四）根据不同的投诉内容给予分类,然后给出不同的处理方法。

分组	服务投诉的种类	处理的办法	处理的效果
1			
2			
3			

七、本课程实施过程中常见的问题

1. 学生不容易进入角色。

2. 学生扮演的时候容易出现"综合"问题。

3. 面对不同的投诉,很难给出有效的解决方式。

八、知识拓展

服务投诉处理过程中的度是最难把握的,尤其是顾客因为服务投诉处理不好,连带发生了其他的投诉,这是我们最不愿意看到的。解决这样的问题,要求我们的眼镜店有专门的人员来处理顾客的投诉。也就是说眼镜店应该成立客服部,有专门的客服人员帮助门店解决顾客的投诉。

任务二 专 业 投 诉

眼镜销售行业的特别之处在于我们要销售我们的眼镜给顾客,同时我们更需要运用我们的专业给顾客提供相关的验光服务。如果是专业方面产生了投诉,处理起来可能是我们认为最难的,因为我们在处理的时候不仅要具有更加专业的知识,更是需要我们与顾客有良好的沟通技巧。

一、情境导入

顾客购买了渐变焦镜片后,试戴了一段时间,总是觉得不舒服,通过电话与我们做了简单的描述。这时候我们与顾客做了约定,在某天请顾客过来,我们帮助顾客进行处理。这天顾客就如约来到了店里,再次描述了配戴这副眼镜后不舒服。作为一名优秀的眼镜销售人员

1. 你能了解顾客投诉的内容是什么吗?

2. 你能解决顾客的这种专业投诉吗?

二、学习目标

1. 掌握专业投诉包括的内容。

2. 具备处理专业投诉的能力。

三、任务描述

一位顾客配戴渐变焦镜片后感觉不舒服,按照电话约定,准时来到了我们的眼镜店,希望我们能帮他解决问题。

四、知识准备

(一) 专业投诉的种类介绍

1. 验光处方

2. 加工

3. 调整

(二) 解决客户专业投诉

1. 良好的沟通能力

2. 精湛的专业技术

(三) 相关知识准备

1. 专业投诉的种类

(1) 验光处方确定:顾客选择眼镜店配眼镜,是对我们眼镜店的专业度的信任。我们为顾客配好的眼镜至少应该满足两个条件,顾客看得清楚,戴得舒服。

一个正确的处方至少应该包括

远用/近用	球镜度	散光度	散光轴向	瞳距	视力	棱镜

> ➤ **案例一**

顾客选择在我们店配了一副新的眼镜,配戴了一段时间就说眼镜戴着清晰度还可以,就是不知道为什么戴了一会儿就不舒服。我们仔细检查了顾客的眼镜和我们给出的处方完全一致。那么请同学们考虑一下,是什么原因导致的顾客感觉不舒服呢? 我们该如何解决顾客的投诉呢?

我们再次验光,确认我们给出的处方是正确的,这一点我们可以保证,也就是说我们给出的眼镜处方与加工出的眼镜是没有问题的。那又是什么原因导致顾客的不舒服呢?

我们请顾客拿过来了他自己的旧眼镜,经过我们仔细检查,发现了顾客的旧眼镜的度数与新眼镜在度数上是有差异的,现将度数呈现出来做比较。

旧镜

远用	R	S−5.00C−0.50A×90	VA1.0+	PD31	无棱镜
	L	S−5.25	VA1.0	PD31	无棱镜

新镜

远用	R	S−5.25	VA1.0	PD31	无棱镜
	L	S−5.25	VA1.0	PD31	无棱镜

我们发现我们新给的处方是将右眼的散光撤掉了用球镜进行的补偿,为的是双眼可以达到平衡,并且电脑验光确实没有发现顾客有散光,经过综合验光仪详细检查也没有检查出来顾客的散光,那么我们给出的处方应该是没有错误的。当时我们也给顾客做了解释并且顾客进行了试戴,感觉我们给出的处方是非常好的,不过最后配出来之后还是觉得不舒服了。

为什么会出现上面的问题呢? 这个我们可以从散光的成像问题来解释,首先顾客配戴了散光的镜片,看到的东西会出现变形,可是我们的大脑会将这个变形的图形进行处理后再成像,也就是我们大脑成的像是经过处理的。当我们将散光撤掉的时候,大脑是继续在处理图像,本来正的图像在经过处理自然出现了问题,这样的话顾客就会感觉不舒服。

不过,为了顾客的舒服我们调整了处方,但是考虑到长期的眼睛健康我们还是应该多和顾客沟通,让顾客主观适应没有散光的镜片,这样才是正确的解决方法。

在这个案例中我们发现我们的处方是没有错误的,可是顾客的感觉却不舒服。经过协商,我们最后给顾客更换了和旧镜一样的度数的镜片,后来顾客就没有问题了,同时顾客再也没有来我们门店。

➢ 案例二

某顾客在我们店里配了一副新眼镜,取镜回家后总是感觉不舒服,于是电话预约来到了我们的门店,营业员提前准备好了顾客的相关资料。下午顾客来到店里,营业员接待了他。

顾客对营业员说:"我的新眼镜配了大概一周了,我觉得有些不舒服,不知道什么原因,你们帮我看看吧。"

经过初步问诊,把我们顾客的眼镜进行了核对,与处方完全一致,然后带领顾客进行了再次验光,验光的结果如下

远用	R−4.25	VA1.0
	L−4.00	VA1.0

我们对比了顾客的旧镜

远用	R−3.50	VA0.7
	L−3.50	VA0.8

验光试戴的时候,我们发现顾客的视力值右眼1.0,不过感觉会比左眼更亮一些,经过检查我们也发现顾客的主导眼是右眼。我们给出的处方是正确的,那么为什么顾客会提出配戴我们的眼镜有不舒服的现象呢?

大家了解我们的双眼在平衡的时候是最舒适的,如果双眼不能平衡,我们可以让我们的主导眼稍清楚,这是我们给定处方的依据,但是对于这位顾客来说,他怎么就不适合此配镜原则呢?

顾客的旧镜双眼度数相同,基本上推断顾客以前的视力值也应该是相同的,随着时间的推移,顾客的用眼习惯开始发生了变化,主导眼的视力值下降得多,结果明明应该让主导眼清晰的原则被打破了,慢慢地顾客习惯了主导眼不清楚。随后顾客来配眼镜时候我们将主导眼视力做了更多的提升,顾客当然不明白其中的问题,可是我们作为验光师不能不知道这样的问题。

最后我们给顾客的右眼降低了25度后,顾客感觉舒适多了。很感谢我们帮助他解决了问题。

轻松一下：

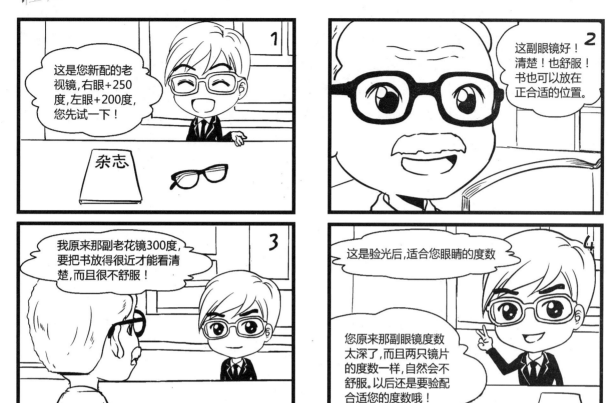

漫画 5

通过以上两个案例我们可以看出，验光靠的是技术，而处方确定需要有综合的经验判断，既要考虑顾客的旧镜，更要考虑顾客的用眼习惯。

我们需要对我们的处方进行详细的推敲，最后给出一个最适合顾客的处方。不论我们的处方是否与顾客的旧镜处方一致，我们都要详细地和顾客确认处方，并且与顾客沟通我们给出这样处方的原因，以及正确处方对顾客的眼睛的帮助，有助于顾客去适应新的处方，避免顾客因不适应而产生的退换货。

当然作为一个有经验的验光师，如果处方做了变更一定会提前将可能出现的结果与顾客沟通，给顾客一个提醒，并且告诉顾客应该如何去适应新的眼镜，这样，在顾客出现问题的时候，我们和顾客沟通起来就容易得到顾客的理解。

> **服务小提示：**
>
> 对于顾客因处方产生的投诉是我们最不愿意看到的，因为这是我们的专业，专业上出现了问题，说明了我们的不足，最容易让顾客对我们产生不信任。在平时的工作中，一定要善于总结经验，多与顾客沟通，给出最适合顾客的处方。

> 案例三

某天,一位25岁的顾客拿着两副眼镜找到我们说:"这是我新配的眼镜,戴着没有我以前的舒服。旧的眼镜我是在其他地方配的,刚配好的眼镜有些不舒服,可是几天后我就适应了。但是最近在你们店配的这副眼镜我适应1个月了还是不舒服。上一次你们说是眼镜歪了帮我调整一下,可是问题没有解决,现在这个问题怎么解决呢?"

我们接到顾客的投诉后,首先表示对顾客的感谢,因为顾客到我们店配眼镜这是对我们的信任和支持。然后我们详细测量了顾客手中的两副眼镜,结果是

第一副	R:−10.00	PD66
	L:−12.00	
第二副	R:−10.00	PD66
	L:−12.00	

眼镜的度数没有换,瞳距也没有问题,为顾客再次验光后,处方没有问题,我们再次给她的眼镜进行了测量,发现了顾客的眼镜瞳距上出现问题。测量的结果为顾客真实的瞳距为66mm,单眼瞳距为34mm和32mm,旧眼镜是33和33mm,我们做出来的眼镜,是根据顾客的实际情况制作的。顾客的度数比较高,根据光学计算棱镜效果,$P=FC$,旧眼镜的棱镜量为右眼,$P=10×0.1=1^{\triangle}$,左眼$P=12×0.1=1.2^{\triangle}$,而新眼镜没有了棱镜效果,顾客对旧的棱镜效果已经适应了,这就产生了适应的问题。

我们验配定制的眼镜是正确的。因为我们是根据顾客的实际瞳距,为了减少棱镜效果而确定的处方。不过,我们在确定处方的时候,一定还要考虑顾客的实际习惯问题。

为了避免这种问题的产生,我们可以对我们的眼镜店店员进行培训,培训内容:①对于高度数患者很容易产生棱镜的效应,度数越高越要求我们对瞳距的把握要精确。②顾客的原有习惯是处方确定的参考因素。

顾客因配戴新的眼镜不舒服,这时候我们一定要仔细检查,对顾客进行尽量详细的问诊,排除一些问题。然后是对旧镜和新镜之间的检查,能够产生不舒服除了度数的变化,最重要的就是棱镜的改变。或者是瞳距变化,或者是散光变化,说到底影响的都是棱镜效果。

我们做到和旧镜习惯相同也是希望将棱镜效果做到相同。棱镜问题得到解决,相信更多的顾客的问题都可以得到解决。

> 案例四:

某顾客带着自己的孩子来我们眼镜店给孩子配眼镜,孩子已经上了初中。我们帮助顾客进行了验光,电脑显示顾客双眼的度数都为−4.00D。我们检查顾客的裸眼视力右眼0.2,左眼0.2,双眼0.2。经过验光,孩子的视力可以提升到1.2。不过这度数孩子一直说不舒服,所以我们降低了度数。经过试戴孩子最后配戴的度数为−3.00D,视力值只有0.9⁺,

效果还是可以的,孩子也能够适应。

家长很不开心,因为看到孩子视力和度数的关系,在店里就开始对孩子进行了狠批。我们也给家长解释了,产生近视的原因挺多的。希望配好眼镜后可以改变用眼的习惯,减缓度数的增长。

过了一年左右,顾客再次戴着孩子来到了我们店里,希望再次给孩子验光,验光结果是孩子的度数变为 –3.50D,视力值可以达到 1.0,当我们和家长提到孩子的度数增加了 –0.50D 的时候,家长很震惊:"才一年就增加 –0.50D,你们给配的眼镜有问题吧?一年前说的是可以减缓度数的发展,怎么一年就增加了 –0.50D 呢?"

作为验光师,我们很容易判断这个问题,其实增加 –0.50D 不算很多的度数,可是对于顾客来说就不容易接受了,在顾客看来增加 –0.25D 都是很严重的,这需要我们给顾客普及一下知识。

还好我们对以前的验光保留了相关的资料,这个投诉比较容易解释了。我们拿出验配的资料和顾客进行了解释,孩子度数增加,可是孩子的视力也增加了,当时配镜的时候是因为考虑到孩子的适应问题,现在经过差不多一年的时间,孩子已经可以适应这样的度数。通过再次验光,孩子的视力值得到了提升,看东西更加清晰了。还有一点,其实最开始孩子就是这样的度数,但是初次配镜可能我们要考虑的内容比较多,一般给的度数都会偏低一点儿,现在孩子的度数应该不能说是增加了,而是变成正常的矫正度数了。

服务小提示:

由于专业知识比较复杂,对于眼镜销售人员来说,要学会和顾客进行简单的专业知识讲解,只有相对理解我们的专业,才能减少很多专业上的投诉,尤其是我们给定处方的时候,我们考虑的内容也应该和顾客进行详细的介绍,给顾客提供的是专业的服务,更是对顾客眼睛健康的负责。

---

(2) 加工:加工制作好的眼镜一定要经过品管才能交付给我们的顾客,没有品管或者品管不合格的眼镜直接交给顾客是对顾客不负责任的表现,这在眼镜店平时工作中是绝对不允许的。

眼镜的加工制作主要是按照给定的处方按照镜框的形状进行割边磨制,这里面就可能因为加工后产生了失误导致顾客配戴的不舒服。

➢ **案例一**

某天,顾客拿着一副在我们门店配的眼镜气呼呼地来到我们的门店,对我们说:"以前配眼镜配好后就没有问题了,新配的眼镜总是会螺丝松动,基本上两天就要来你们店紧一次螺丝。当初你们和我说打孔眼镜会有这种情况,可是这种情况也太严重了吧?你们这是质量问题,哪有一两天就要来紧一次螺丝的啊?我要退货。你们知道吗,我在家眼镜片自己掉了下来看东西非常难受。你们到底能不能给我彻底解决啊?你们的眼镜有这样的问题,耽误了我多少时间啊,谁有空天天来紧螺丝啊!"

这是一个非常经典的由于加工出现的问题,也是我们眼镜店常见的问题。我们的营业员将眼镜上的全部螺丝拆了下来,对眼镜进行了全面的检查。检查中我们发现了问题,是因为打孔的时候出现了偏差,单纯的紧螺丝当然是不能够解决问题的。对此,我们首先是给予顾客道歉,安抚顾客:"这是我们的错,让您耽误了使用。今天一定帮您彻底解决这个问题。"最后我们请加工的师傅重新制作了新的镜片给顾客,从此,顾客的眼镜再也没有螺丝松动现象了。

服务小提示:

如果顾客的眼镜打孔没有太大的问题,沟通的过程中,我们就可以和顾客说:"我来帮您看一下,打孔眼镜就像我们的自行车一样,自行车的螺丝骑一段时间就需要把所有的螺丝给紧一下,做一下保养,如果很频繁地松动那就不行了。我们这次帮助您把镜片锁紧了螺丝,更重要的是我们在螺丝上用了一些紧固油。这样可以让您的眼镜上的螺丝更加牢固耐用。"

通过这个小案例我们可以发现,顾客来投诉的内容是被无限放大的,越说越严重,而关键的问题是眼镜的螺丝松动没有得到彻底的解决。我们在处理这类因为加工产生的问题的时候,一定要特别小心,要给顾客承诺,更要给顾客信心,让顾客相信我们一定可以帮助他解决问题,这是关键。

➤ **案例二**

某天,顾客来到我们的眼镜店,同时拿着在我们店购买眼镜的凭证,和气地对我们说:"我是老顾客,大概半年前我在店配了一副打孔眼镜,好像我的眼镜的塑料垫片陈旧了,能不能给我更换一个新的?"

小张接待了他,小张拿着这副眼镜进行了仔细的检查,然后与顾客沟通后,开始小心地将顾客眼镜上的螺丝拆下来,卸下旧的垫片,然后检查了一下镜片。当小张要更换新的塑料垫片的时候,发现了眼镜片内侧打孔的孔周边发生了有些脱膜的现象,但是不是非常严重。就停下来详细和顾客解释:"镜片打孔位置有一点小小的脱膜,这是比较常见的。对于你的配戴影响很小,我们希望通过我们的小修正,帮助您控制脱膜现象的扩展,对于您的眼镜长期使用更加有帮助。"顾客被小张的诚实和认真的态度打动了,同意了小张的建议。

经过处理,眼镜的打孔位置的脱膜被控制了,顾客非常满意我们的专业和服务,对我们更加信任了。

这是一个非常成功的案例,解决了顾客的问题,减少了顾客的投诉,我们对小张的做法表示赞同。我们在日常工作中一定要抱有诚实和认真负责的态度,绝不能欺骗顾客,以为顾客没有发现就不告知。

镜片打孔位置为什么会脱膜呢?在这个案例中我们学到,制作打孔眼镜一般是采用从上向下开始打孔的,那么在镜片被穿透的时候镜片的内表面的孔洞位置就出现了类似于爆破伤样的冲击。当时可能不明显,可是时间长了就会从孔洞的位置开始发生放射状脱膜。这种脱膜有别于镜片受高温的脱膜,受高温的脱膜是从镜片最薄处开始发生脱膜或者镜片弧度最大的地方开始发生脱膜。

为了能避免这样的问题发生,我们希望加工师在加工打孔镜片采用从上向下打孔的同时,不要完全打透,然后翻过镜片再从下向上联通这个孔位。

如果真的是从上直接贯穿的话,应对镜片的内表面孔洞位置进行一下小的倒棱,避免日后脱膜问题。

➤ **案例三**

有位顾客一直配戴板材镜架,一个月前在我们店购买了一副板材眼镜,最近来到店里投诉,说我们的眼镜质量有问题,这几天一戴上眼镜就眼睛疼,头也疼,不知道什么原因。希望我们给她一个解释。

我们的营业员接待了顾客,对顾客的眼镜进行了核对,检查了顾客的眼镜度数没有发现问题,给顾客进行再次验光,顾客的处方也没有问题。营业员求助了店长,店长拿到眼镜后,经过仔细检查,发现镜片装进镜架的样子与一般的眼镜不同,好像有些弧度改变,于是应用应力仪检查果然发现了镜片上存在一些应力,并且发现了镜片中心还有一些膜层的龟裂。

店长马上对顾客进行道歉,与顾客沟通后帮助顾客进行镜片的更换,在更换前,店长详细地和加工师傅沟通,请师傅注意镜片的应力问题。眼镜制作好后,顾客取走了,并且没有再来投诉不舒服的问题。

> **服务小提示:**
>
> 我们在加工镜片的时候,如果是全框的板材镜架,要注意镜片大小的选择,尽量减小内应力。对于内应力的忍耐程度每个人都是不同的,我们很难评估,但是我们可以做到的是尽量减少内应力的产生,让顾客都可以配戴舒服的眼镜。

以上的三个案例都是因为加工出现的问题,从这些案例中总结经验:虽然我们是眼镜营业员,我们也应该适当地掌握一些加工的知识,对眼镜的加工制作有一些了解,这样对我们的销售眼镜和进行加工类投诉处理都是大有益处的。

(3)调整:在眼镜店内日常工作中,有一项是做得最多的专业工作,那就是调整,可以说做好调整的话就可以在眼镜店内成为师傅了。一副变形的眼镜,在高手调整后可以恢复原状,一副不舒服的眼镜经过调整可以让顾客配戴得舒服。

配戴眼镜时存在很多的角度,如倾斜角、镜面角,鼻托也有很多角度,还有就是镜腿长度等会让眼镜出现各种各样的情况,以及不规范配戴,当然也就会让顾客的配戴舒适度降低了。

➤ **案例一**

顾客配戴了在我们店购买的眼镜,处方没有问题。因为在最初验光的时候顾客旧镜使用情况良好，我们验光后给出建议也是选择使用旧镜的处方。但是顾客取镜后戴了一段时间就是感觉我们的新眼镜没有旧的眼镜舒服。两副眼镜的清晰度比较，还是新的眼镜较为清楚，不过就是不舒服，请求我们给予帮助，解决目前的问题。

面对顾客的投诉，我们的营业员马上对眼镜进行了详细的检查并与旧镜进行了对比，处方没有问题。我们检查了两副眼镜的差别，顾客的旧镜是一副打孔的眼镜（图 5-1-2-1），而新眼镜是一副半框的眼镜（图 5-1-2-2）。

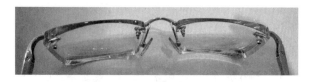
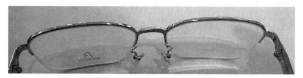

图 5-1-2-1　顾客的打孔眼镜　　　　图 5-1-2-2　顾客的半框眼镜

从图中大家是否能看出不同来？当顾客配戴两副眼镜的时候，最大的差别我们一下就发现了：打孔眼镜的镜眼距比较大，而框架的眼镜镜眼距比较小。

镜眼距是指镜片后面光学中心与瞳孔中心之间的距离，应该是 12mm 左右。对于近视患者而言，镜眼距增加会使得有效镜度下降，而镜眼距减小的时候就会让有效镜升高，这也是为什么许多近视患者都喜欢向上托眼镜的原因。因为向上托一下眼镜会使得镜眼距减少一点儿，看东西更清楚一点儿。

对于我们案例中的顾客来说，他已经习惯了打孔眼镜的镜眼距了，我们只需要帮助他调整一下鼻托，让顾客的镜眼距同旧镜相同，问题就得到了解决。

鼻托的调整的变化是细微的，但是对于顾客来说可能就是决定舒适程度的主要原因。在眼镜店的日常工作中我们就可以调整这个镜眼距，帮助顾客改善配戴的舒适度。

> **选镜小提示：**
>
> 在为顾客挑选镜架的时候，我们一定要多注意顾客的旧镜的使用情形，各种旧镜的角度非常值得注意。在我们给出新眼镜后，我们要根据旧镜的情况对我们的处方进行修正，如果变化不大的话，我们可以通过适当的调整来帮助顾客提升他们的舒适度，这也同时提示我们在选择镜架的时候如果与旧镜框差异很大的话，我们新选择的镜框最好是易于调整的，主要是为了日后调整的方便。比如可以选择有鼻托的，就不要选择没有鼻托的，选择鼻托的时候可以选择蛇形鼻须的就不选一字鼻须的。

> **案例二**

某天，一位女性顾客进到我们的店里，脸上戴着一副板材镜架，对我们说，她的眼镜变得很松了，总是往下滑，能不能帮她调紧点儿。营业员接待了她，经过详细的检查和沟通，我们发现了顾客的摘戴习惯是单手。我们告知顾客以后最好用双手摘戴眼镜。同时我们发现了眼镜的外张角扩得比较大。于是我们开始对眼镜的桩头进行加热，加热后调整眼镜的桩头,缩小镜架的外张角。由于这副眼镜的桩头比较宽大,需要不断加热,最后经过调整,眼镜的松紧合适了,顾客很满意。我们帮助顾客清洗眼镜,顾客拿到手的时候发现眼镜腿上被烤过的位置出现了一个小凹痕,这是怎么回事?

我们检查后确实也看到了这个凹痕,我们和顾客解释:"因为眼镜变形很严重,前面已和您沟通过,加热后在调整的时候会出现这个问题。您的眼镜是板材的,我们可以通过打磨和抛光将这个小凹痕给您去除。"

这个案例在眼镜店比较常见,由于板材调整的时候大部分都需要加热,而火候的掌握非常重要,由于镜架被加热了,很容易造成我们烫伤,垫上镜布调整的话又可能出现一些小的不平,不过对于一些小瑕疵,板材的材料是可以通过打磨和抛光进行复原处理的。

2. 解决专业投诉 专业投诉是我们眼镜营业员最难解决的投诉种类,其中最重要的是通过沟通了解到顾客为什么不舒服,找到了原因解决起来就轻松了。那么如何找到顾客不舒服的原因? 我们又该如何解决呢?

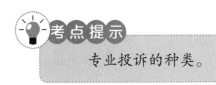

考点提示

专业投诉的种类。

(1) 沟通寻找专业投诉的原因:对于专业性的投诉,顾客一般抱怨出来不舒服,可是到底哪里不舒服,顾客很难明确地表达出来。

我们面对这类投诉的时候,首先是要倾听顾客的投诉,并做出记录,接着对顾客的情况进行有效的问话,问话可以采用开放式与封闭式结合的方法。

开放式的问题例如:您可以简单地描述一下您的感受吗? 除了这样的不舒服还有哪些问题? 等等。

开放性的问题是确定范围,给予顾客主诉的机会,这样我们也可以更加全面地了解问题,利于我们去分析问题和解决问题。当我们听完顾客的诉说之后,就可以进行封闭式的问题了。

封闭性的问题例如:您是一戴上眼镜就不舒服吗? 清晰度是不是很好? 看东西是否变形? 有没有看到地面不平等?

把开放性的问题和封闭性的问题进行结合,我们就很容易作出简单的判断。然后把我们的初步判断的结果讲给顾客听,为后面的正确解决问题铺垫。

(2) 解决专业投诉:解决专业投诉,我们需要有流程。这个流程是:

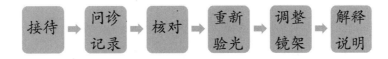

这里主要介绍一下第三步"核对"。我们需要核对的是眼镜的处方与制作后的眼镜是否一致,眼镜是否是顾客本人的,还要核对眼镜是看远用的还是看近用的,并告知顾客,最后我们可能还要核对顾客新眼镜与旧眼镜在角度上和松紧度上是否一致。如果这些都

没有问题,我们进入下一步,给顾客重新验光给定新处方。重新验光后一定要让顾客进行试戴,以便适应新的处方。如果处方没有问题,我们会对镜架进行个性化调整。最后我们还需要向顾客解释说明新眼镜与旧眼镜的不同之处,以及新眼镜的使用方法。

> **小提示:**
>
> 　　眼镜的专业投诉有时候很好解决,不过当我们没有重视这些的时候就会产生很多连带的投诉。我们在处理专业投诉的案例的时候,一定要先解决顾客的情绪问题,稳定顾客的情绪,解决顾客的情绪,然后再谈事情就比较容易了。在解决的过程中一定要放下姿态,认真、耐心地倾听顾客的主诉。分析问题的时候必须要全面地思考问题,不能简单地作出判断,这需要我们在多多地掌握专业知识的同时还要学会综合性地运用,这样才真正成为优秀的眼镜营业员。

本节的情境导入中我们遇到了一位配戴渐变焦镜片不舒服的顾客,这位顾客已经和我们进行了电话预约,并如约来到了我们店里。遇到这样的情况,我们可以运用在本章节中讲解的方法帮助顾客解决顾客的问题。

当我们接到顾客的电话的时候,我们应该在电话中简单地了解一下顾客的情况,并做一下简单的记录。电话结束后,作为接听者应该马上通知该顾客的验配师,请验配师准备好该顾客的所有验配资料。

顾客来到我们店的时候,应该由当时接待的验配师来再次接待这位顾客。先详细地询问所遇到的问题,并仔细地记录下来。顾客遇到的不舒服包括以下几个问题:

1）配戴眼镜看周边的时候没有以前配戴的眼镜看得清楚。

2）配戴渐变焦镜片下楼梯的时候总感觉脚会踩空。

3）看近处的时候超过 1 小时出现重影。

接着我们需要对眼镜进行核对,核对的内容前面已经讲解过,这里就不再多说。我们再次给顾客进行了详细的验光,验光的结果也没有问题。

最后我们根据顾客的描述,帮助顾客解决了问题,我们调整了眼镜的倾斜角,让顾客看脚下的楼梯的时候没有了踩空的感觉,我们再次解说了渐变焦镜片镜片上有远用区、近用区、阅读区和模糊区。看周边的时候最好转动头,如果使用模糊区看东西当然会有不舒服的问题,至于阅读近处的时候出现重影,那是因为时间比较长。调节力非常好的人看近一段时间都要休息一会儿,何况调节力不足的人,更需要休息一下再看。

> **小提示:**
>
> 渐变焦镜片镜片配戴不舒适的处理步骤:
>
> 1. 要求戴镜者叙述如何不适,鼓励他们详细说明。
>
> 2. 了解以前的戴镜史,并分析原配眼镜与新眼镜的区别。
>
> 3. 重新在渐进镜片上标出所有的标记。

4. 检查眼镜的前镜面的平整性、倾斜度、托叶的对称性。

5. 让戴镜者戴上以后,复核镜眼距离、镜架的面弯度。

6. 核对配镜十字线是否与瞳孔中心对准。使用镜面法核对戴镜者是否通过近用区域视物。

7. 观测戴镜者在使用渐进镜片时远距离、中距离和近距离视物时的姿势是否正确。

8. 重新测量镜片以确定镜片的镜度与验光单一致。

9. 将戴镜者的症状和不适与以上的检查联系起来,分析可能出现的问题以及可能的原因。

五、实施步骤

(一)情景模拟引入眼镜店接待投诉案例。

(二)请同学们扮演投诉者和接待员。

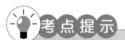

考点提示

解决专业投诉的流程。

(三)根据情景表演,提问学习中遇到的问题。

1. 专业投诉的种类。

2. 专业投诉的处理办法。

(四)学生分组、讨论、归纳、教师指导

服务投诉的种类	解决服务投诉的方法

(五)学生练习

1. 学生分组,其中一组充当顾客,另一组充当销售人员。

2. 学生填空训练。

(六)教师就学习内容总结提炼。

六、练习及评价

(一)专业投诉常见的种类包括( )、( )、( )。

(二)面对专业投诉我们需要做到( )、( )。

(三) 角色训练

1. 将全班同学分为两组,一组充当顾客,一组充当销售人员。

2. 分别给予不同的投诉内容。

3. 教师从旁指导。

(四) 根据不同的专业投诉内容给予分类,然后给出不同的处理方法。

分组	专业投诉的种类	处理的办法	处理的效果
1			
2			
3			

七、本课程实施过程中常见的问题

1. 学生不容易进入角色。

2. 学生无法体验到佩戴的不舒适感觉。

3. 需要借助一些仪器。

八、知识拓展

关于专业投诉的产生原因,我们已经给出了解决的办法,但是如果出现了专业投诉产生了长期的问题,就比较难以去解决了。如错误的眼镜配戴一段时间后已经适应了,现在验光发现前面佩戴的处方有误。我们在和顾客进行沟通时,一定要注意从专业的角度出发,给予顾客正确的处方,并以关心顾客眼睛健康出发,给顾客提供适当的戴镜方案,最终达到的目的就是看得清楚,戴得舒服。

任务三 价格投诉

价格不是顾客购买产品的唯一因素,但是价格却是顾客购买的重要因素,能够处理好价格投诉,能够给顾客带来实惠,更可以为眼镜店带来更多的消费者,创造更多的销售机会。

一、情境导入

某天,顾客在门店配了一副眼镜,大概一周过去了,顾客回到店内,找到了我们的店员说,这副眼镜戴着不舒服。经过我们的检查核对,我们发现无论是处方还是眼镜都很适合顾客。我们详细、耐心地与顾客沟通,顾客无意中说道,曾经在 ×× 商场看到同样的眼镜,可是价格比我们的眼镜便宜。

1. 顾客投诉的是什么内容呢?

2. 价格投诉常遇到什么情况?

3. 面对顾客的投诉,我们该如何解决呢?

二、学习目标

1. 掌握价格投诉包括的内容。

2. 具备处理价格投诉的能力。

3. 具备避免产生价格投诉的能力。

三、任务描述

一位已经在眼镜店购买眼镜的顾客,在逛商场的时候发现了和我们卖出的眼镜一样的眼镜,而价格却比我们售卖的眼镜价格低,顾客来投诉。

四、知识准备

在销售行业里,价格投诉是很普遍的,在眼镜店内更是如此,很多同行的不正当竞争,使得我们眼镜店的竞争变成了价格竞争,陷入误区。这时候就要求我们眼镜店的销售人员时刻都要准备着,接受价格投诉,处理好价格投诉。

(一)价格投诉的种类

1. 营业员介绍不清。

2. 商品的不对等比较。

(二)解决价格投诉

1. 营业员对同行的产品应有所了解。

2. 提升商品的附加价值。

3. 进行补偿。

(三)相关知识准备

价格投诉的种类

(1)销售人员介绍不清:大部分消费者购买商品都是冲动性行为,很多情况是只看到价格就动心了。而我们营业员也只看到了业绩的成交,对于商品的介绍能省就省。这样,顾客购买产品就只是从价格方面考虑,再也不考虑商品其他的附加价值,尤其是我们的服务价值,是对商品价值的提升。

在我们眼镜店的日常销售中,我们除了在卖眼镜,其实更重要的是在进行视力问题的全方位解决。我们要为顾客挑选眼镜,给出搭配建议,要为顾客验光,给出舒适的处方,要根据顾客的处方,帮助顾客挑选镜片,要根据顾客的脸型和配戴习惯对眼镜进行调整,要根据顾客的用眼习惯给出护眼建议,要为顾客提供终身的眼镜免费调整、清洗等服务。

也就是说顾客在我们这里购买眼镜,更是在这里购买了一整套的护眼咨询以及终身免费的眼镜清洗、调整、保养服务。

应让顾客了解,在眼镜店购买商品,如果商品出现问题的时候,只要再回到我们单店,问题基本上都可以一站式解决。

➤ **案例一**

某天,一位50多岁的李老先生来到店里投诉,说道:"我大概一个月前在你们店配了一副眼镜花了2 000元,你们一分钱折扣都没有给我。可是我的一个同事就打折了,你们这样太不合理了。我要求你们给我打折,你们要给我退钱,你们这样做太气人了。"

当时接待他的是小张,小张看到了李先生来了马上上前打了招呼,了解了一番情况后,小张把李老先生带到了店里的贵宾室,与李老先生开始沟通。李老先生说道:"小张你也太能骗人了,你知道吗?上次你给我配镜我很满意,还向我们的同事推荐说你们店的服务啊、商品啊都很棒。"

小张说:"这个非常感谢您。"

李老先生继续说道:"我的一个老伙伴,老王是不是也来找你配眼镜了呢?那个老王就是听了我的介绍来的。"

小张翻找了资料,查到了确实有一位王老先生找他配了眼镜。并且想起了当时的情况,王老先生是一位非常会划价的人,本来一副眼镜是1 000元,生生给划下去了200元,最后800元成交了。

李老先生接着说道:"你说气人不气人,老王到了单位就和我比较眼镜。我就是觉得他买的比我便宜不说,还给他打折了。你们这不是欺负我老实吗?太欺负人了,今天怎么着你们都要给我打折,并且把打折的钱退给我,我也不过分,就按照给老王的折扣给我补偿就行。"

最后,小张经过和领导商量,把400元钱退给了李老先生。

本案例大家觉得处理得如何呢?我们发现虽然李老先生的投诉得到处理了,赔偿的钱也给他了,可是这样就真的算是解决问题了吗?

后来我们找到李老先生再次了解这件事,他依然很不满意,虽然拿到了钱,但是感觉我们就是欺骗了他。

经过后期对此案例的再次推敲和反省,我们发现了在处理这个案例的时候是有很多不足的。

首先我们将钱退还给了顾客,可是顾客并不感谢我们,没有起到良好的效果,反而让顾客对我们失去了信任,然后我们在处理这个案例的时候,没有找到顾客的抱怨点,虽然顾客一直希望得到赔偿,可是真的原因莫过于想要知道自己的眼镜为什么不给折扣,而他的朋友却可以给予折扣。

最后我们还要注意,这个案例的产生让我们意识到了打折的问题,我们必须要对我们的商品折扣进行控制,为了长期的发展,必须要有统一的折扣说明,不能打折的商品就是不可以打折,可以打折的商品明确标示打几折,严格按照这个规定执行。

那么面对这位顾客,我们应该清晰地将两个人购买的产品进行对照给顾客看,讲解给他的朋友打折的原因。

讲解为什么他的眼镜不可以打折的原因,更要说明他的眼镜的特别之处在哪里。"您购买的是定制镜片,需要专门给您制作,您购买的是我们的渐变焦镜片,是独特的个性化的设计,融合了很多现代科技的全新产品,而您的朋友购买的镜片是单光镜片,不需要定制,也没有什么科技含量,不需要特别制作。配戴渐变焦眼镜的时候我们需要对您看近、看远的度数进行精确测定,还需要给您的镜框进行个性化的调整,最后我们还根据您的配戴习惯帮您做了眼镜的定位服务。这些都是您的眼镜价值的体现,可能是我们在之前没有完全给您讲解清楚。"

当然即使答应给顾客退款,也没有关系。重要的是我们一定要告诉顾客:"我们是很正规的眼镜店,眼镜店有标准的退钱流程,根据您的情况我们可以帮助您申请一下,然后等待审批后,我们再联系您看如何将钱转给您。"同时也必须向顾客解说关于眼镜的特殊之处和我们提供的种种服务等。

服务小提示:

关于打折而出现的这种价格投诉,往往是因为我们在销售的过程中没有给顾客详细介绍和专业的服务。顾客才会觉得购买的商品需要打折,当我们商品品质好、我们的服务也非常棒的时候,顾客是找不到打折的理由的。这就要求我们在日后的工作中,不断提升自己的专业水平和服务水平,用我们的专业,用我们的服务来赢得顾客对我们的信赖。

> **案例二**

某天,一位顾客拿着裂了一副镜片的眼镜找到我们的店里,对我们说:"大概一个多月前我们在你们店购买了这个眼镜,最近打球的时候眼镜掉在地上了,碎了一片,你们能再给我配一片新的镜片吗? 多少钱? "

我们调出了资料,顾客配戴的是我们套餐的眼镜,就是镜架和镜片一起购买,做了比较低的折扣。可是顾客的镜片坏掉后,我们不能再给顾客按照折扣的价格做销售,就对顾客说:"您配的是 1.56D 的超薄镜片,价格是 200 块钱一对,一片是 100 元。"

顾客听了就觉得很奇怪了:"怎么那么贵啊,我在店配的眼镜框架加上镜片一共才298 块,现在一片镜片就要收我 100 块钱啊,你们也太黑了。"

我们和顾客进行了说明,顾客依然不同意,顾客对我们说:"你们当时也没有说我这个镜片是这样的价格啊,我不同意出 100 块钱,80 块钱可以吗? "

我们最后根据顾客的要求申请了特殊折扣,帮助顾客便宜了 20 块钱。顾客很满意。

在这个案例中价格其实并不高,但对于顾客来讲,一块钱都是很重要的。同时我们也要明白,这次是顾客购买了价格较低的商品,如果顾客购买比较高档的套餐产品呢,同样按照8折计算,我们损失的就不是几十块钱那样少了。

通过这个案例,我们一定要学会为顾客进行详细的介绍,尤其是正在做特价的商品,一定要跟顾客解释清楚:现在做套餐销售是特别优惠的,将来如果要更换镜片就要按原价购买了。并且在顾客购买的商品登记上注明商品是套餐优惠。

➤ **案例三**

某天,一位顾客打电话到店里来,投诉说:"前几天我在你们店里购买了商品,可是回到家后发现了价格计算错误了,我想请你们给我做个解释。"

我们的营业员接到电话后,对顾客说,请顾客将自己购买的产品和购物的单子一并带过来,我们再次核对一下。

第二天顾客拿着曾经购买的商品来到了店里,我们检查了一下顾客的商品和购物的单子,顾客购买的是角膜接触镜和护理液,还有一个水盒。我们拿着购物的单子进行了比较,发现价格没有错。

接待的营业员对顾客说:"您购买的商品价格是没有问题的啊?"顾客说:"不对吧,你们的总价格里加了一个水盒的5元钱。"营业员说:"是啊,我们这里的水盒就是5元啊,没错啊"。

顾客立马就急了:"当时你们那个接待我的营业员跟我说的是水盒免费啊,为什么最后还是收了我的钱呢?你们这是欺骗消费者啊,是不是我要是没有看到的话,你们就这样算了啊?虽然只有5块钱,但是这个事让人很不爽啊!"

在这个案例中,我们发现了我们在对顾客介绍的时候,如果和顾客谈好了价格一定要再次确认,尤其是顾客交费的时候我们有必要检查自己的价格是不是计算正确,赠送给顾客的商品是否已经标明"赠送"。

> **服务小提示:**
>
> 不管发生了什么问题,只要遇到顾客的投诉,我们最好先承认自己的错误:"这是我们的错,没有给您解释清楚。"这是解决顾客投诉基本的态度。

(2)商品的不对等比较:俗话讲货比货要扔,货物最怕的就是单纯从价格上进行比较,一个眼镜店也好,一个商场也罢,都会怕顾客进行单纯的商品价格比较。市场是随时变化的,价格也会做出相应的调整,同时还有一个非常重要的因素,就是外表相像的商品或者是假冒伪劣的商品,看上去都差不多,对于消费者更是难以分辨其真假。如果顾客不能分辨没有关系,请选择正规的眼镜店购买商品。

➤ **案例一**

某天,顾客来到我们的店里,希望购买一副品牌的太阳眼镜。我们的营业员帮助顾客进行了挑选,看过了大概三个品牌后,顾客最后选择了一副某高端品牌太阳镜。当顾客进行试戴后,比较满意,马上付了款。不过由于这副太阳镜的整体框架比较紧,顾客希望我们帮忙调整一下。我们的营业员帮助顾客进行了调整,调整的过程很顺利,调好眼镜后,营业员一边清洗眼镜,一边和顾客介绍平时应该如何保养这款太阳镜,当眼镜在超声波清洗机中清洗后,顾客发现眼镜上掉下来一颗小钻石。

顾客说是不是眼镜的质量有问题,我们马上对顾客说:"这样吧,我们帮您再重新向厂商订购一副新的吧,这副先放在我们店,您看可以吗?"顾客同意了。

大概过了5天,新的太阳镜已经调换好了,我们给顾客打电话,电话一直关机。又过了5天,顾客自己来到了我们店里,对我们说,这几天她去香港游玩,在香港看到了一副和在我们店见到的一模一样的商品,价格却比我们便宜了很多钱,她不想要我们的这副眼镜了,要求我们给她退款。

像这样的案例,在我们平时的工作中会越来越常见。交通便利了,很多顾客也都有出去购物的机会了,在香港或者其他的地区购物的话确实有可能会比我们的眼镜店购买要便宜一些。

这个案例给我们的提示:作为眼镜营业员要更多地了解品牌的知识,更需要了解其他地区的眼镜的售价情况。同时,我们应该给予顾客更多的附加服务以提升商品的附加价值。比如,我们可以免费为顾客进行眼镜的清洗、维修、保养等工作,还有就是在我们店购物,顾客可以节省很多时间,去其他地区购物,万一出现任何问题,可能都来不及去维修更换,不仅耽误使用,还会耽误顾客的时间啊。

> **案例二**

某顾客在我们店购买了一款渐变焦的镜片,售价为2 500元,过了大概10天,顾客再次进门,投诉我们说眼镜经过试戴感觉不舒服,希望我们退货,退钱给顾客。

营业员接待了顾客,对顾客再次进行了详细的验光检查,度数没有问题,眼镜的调整也是没有问题的。通过多次的检查调试,我们已经可以确定眼镜的选择没有问题。

可是顾客就是说戴上我们的眼镜感觉不舒服。为了不影响单店的正常运营工作,我们和顾客进行了长久的沟通,仔细聆听顾客的投诉和关于不舒服的描述,顾客说反正就是觉得不舒服,到底哪里不舒服,戴着眼镜就不舒服。

沟通可能到这里就有结果了,我们直接想到了顾客就是想要退货,找各种理由想要退货换货。

但作为眼镜营业员,当你解决顾客投诉的时候,要注意我们的心态一定要正确,当我们的服务和我们的商品都没有问题的时候,还会有一些问题是在价格上(排除顾客故意退件)。永远不要把顾客定义为故意退件,如果营业员在心中早早地就想到了顾客会故意退件的话,那么什么投诉都会变成顾客退件。

价格上到底出现了什么问题呢,我们与顾客进行了长达2个多小时的沟通,并且时不时地问是不是价格的问题,但是顾客强调就是不舒服。我们后来又关心地问了一下顾客的生活工作情况,顾客不经意间说出来他的朋友圈中的很多人都配戴了渐变焦的镜片。

这时,我们的营业员立刻想到了,可能存在的问题是顾客的朋友对顾客进行了一些比较。

经过我们耐心询问，顾客最后说出来他的很多朋友都是配戴这种渐变焦的镜片，其他人买的镜片都是 1 000 多块，甚至有的只有几百块，这些朋友都说他是犯傻，被营业员欺骗了，花了大钱，买了便宜货。

顾客就是听了这些内容之后才越想越生气，然后到我们店进行投诉的。既然问题清楚了，我们对于问题的处理就比较简单了。

我们对商品价格的具体体现在哪些方面，给顾客进行了比较，我们售卖的商品的价格和品质，与其他地方售卖的商品价格和品质区别在哪里，同时我们也对比我们的专业服务，更重要的是我们还给出了很多顾客可以判断商品好坏的依据。如判断顾客的镜片是否加膜，加膜的好处；如判断顾客镜片的模糊区域大小的方法，模糊区域越不明显价格越贵；如验配的时候需要进行详细的验光和镜片定配，一般地方定配的过程肯定没有我们店专业；还有优秀的镜片上都有自己的标志，普通的镜片是不存在这些标志的。

顾客生着气来的，走的时候算是消气了，同时也和我们说："当时如果你们和我说过这样内容的话，我就不会有这样的问题了。"

商品的比较就会造成价格上的差异，这个差异该如何去弥补，对于我们营业员来说非常重要，只要有商品，就不怕顾客去比较。因为我们提供的服务和专业其实是价值的一部分。

我们在很多地方都可以见到同样的菜在不同的饭店会卖不同的价格，有的低有的高，除了味道上的差别，相信还有其他更多的不同会让同样一道菜变得价格高低不同。

我们可以根据顾客的喜好或者顾客的关注点，给顾客进行举例。如顾客平时使用手机较多，我们就可以用智能手机进行价格比较。很多同样配置的手机，不同的品牌价格就差异很多，甚至不同地方生产的还有价格差异。就算是同一个厂家，同一款产品，刚出来的时候与售卖一段时间后的价格都会有差别，这个价格的变化是自然的现象。

通过以上全部的学习，我们发现价格投诉在眼镜店的日常营业中是比较常见的。我们在情境导入的时候遇到的顾客价格投诉就更加常见了。当然有些顾客不只是在商场里面对比，有些还和网络上的产品进行对比。确实要承认一点的是，网络上售卖的产品价格要比门店的低一些（同类产品比较，排除伪造或者仿造的假冒产品）。

当我们遇到类似的顾客投诉之后，千万不要怀疑顾客的说法，也不要去说别人的产品是有问题的。我们需要做的是提升我们销售的产品的附加价值，如在我们店购买的商品，我们提供终身的免费清洗和维修，提供再次购买的优惠条件，提供免费更换小配件，提供免费的验光，免费的视力检查等。在我们店购物不仅得到的是优质的商品，同样还可以享受最专业、最优质的服务。

简单地与顾客谈论价格的高低和产品的好坏，最

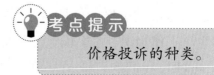

考点提示

价格投诉的种类。

后的结果只能是失去一位顾客。当顾客见到与自己同样的商品,价格却比自己购买的便宜的时候,自然不会开心,不过顾客更加希望得到的是自己购买的商品为什么贵的答案。我们了解到顾客的想法,就应该与顾客分析商品的本身价值所在,然后再去提升商品的附加价值。相信顾客一定会更加愿意到我们店购买商品。虽然我们的商品可能比另一家贵一点儿,但是因为我们的购物环境,我们的服务态度,我们的专业水平,我们的商品保证,能够让顾客更加愿意来我们这里购物。

五、实施步骤

(一) 情景模拟引入眼镜店接待投诉案例。

(二) 请同学们扮演投诉者和接待员。

(三) 根据情景表演,提出学习问题。

1. 价格投诉的种类。

2. 价格投诉的处理办法。

(四) 学生分组、讨论、归纳、教师指导

价格投诉的种类	解决价格投诉的方法

(五) 学生练习

1. 学生分组,其中一组充当顾客,另一组充当销售人员。

2. 学生填空训练。

(六) 教师就学习内容总结提炼。

六、练习及评价

(一) 价格投诉常见的种类包括(   )、(   )。

(二) 角色训练

1. 将全班同学分为两组,一组充当顾客,一组充当销售人员。

2. 分别给予不同的投诉内容。

3. 教师从旁指导。

（三）根据不同的投诉内容给予分类，然后给出不同的处理方法。

分组	价格投诉的种类	处理的办法	处理的效果
1			
2			
3			

七、本课程实施过程中常见的问题

1. 学生不容易进入角色。
2. 关于价格的投诉最容易变成讨价还价。

八、知识拓展

销售就是钱和物的交换，单纯的交换就会产生不平等，就可能产生价格投诉。作为眼镜店来讲，应该更多地提升自身的服务品质和服务价值，继而提供给顾客商品的附加价值会更高。

任务四 质量投诉

作为眼镜店，我们可以提供给顾客的除了优质的服务，更要提供商品的质量保证，服务可以让顾客对我们信任，可是这个信任都是要建立在我们的商品质量保证上。

一、情境导入

某天，一位我们的忠实顾客来到我们的店里对我们投诉说："我以前在你们店配的500块的眼镜戴得挺舒服的，一点儿问题都没有。现在我配了一副1 000多块钱的眼镜，戴了不到一年，镜片上就出现了很多的划伤。开始我以为是镜片脏了，可是擦了半天都擦不下去，你们说这是怎么回事？"商品的质量是我们眼镜店生存的基础，作为眼镜营业员，平时就应该对眼镜的品质有一定的了解，当眼镜出现质量问题的时候，我们要能正确区分到底是不是眼镜的质量有问题。

1. 顾客投诉什么内容？
2. 质量问题包括哪些内容呢？
3. 如何处理好质量投诉呢？

二、学习目标

1. 掌握质量投诉包括的内容。
2. 能够正确解决顾客的质量投诉。

三、任务描述

一位顾客来到眼镜店内,对我们的商品提出了质量方面的投诉,这样的情况属于质量问题吗? 我们遇到这样的问题该如何处理呢? 希望通过后面的学习我们可以正确地了解到商品的质量问题包括哪些内容,同时也希望通过后面的学习我们可以有效地解决质量投诉问题。

四、知识准备

(一) 质量投诉的种类

眼镜店售卖的商品有:眼镜架、眼镜片、角膜接触镜、角膜接触镜护理液以及其他商品。只要是我们卖的商品,就有可能产生质量投诉,了解了商品,也就可以了解质量投诉产生的基础。

(二) 解决顾客的质量投诉

1. 销售人员专业水平提升。
2. 销售人员的商品相关知识提升。
3. 规范赔偿细则。

(三) 相关知识准备

1. 眼镜店售卖商品产生的投诉

(1) 关于镜架质量投诉

➤ 案例一

某天,我们店里进行买一送一的活动,一对情侣在我们店购买了两副一模一样的板材镜架,只是颜色上有差别。顾客取走眼镜之后,大概过了 3 个月,男生的镜架没有问题,可是女生配戴的镜架在镜圈出现了断裂。

顾客来到店里投诉说:我们的眼镜质量有问题,男生的戴得很邋遢,也没有什么注意的地方,可是眼镜没有问题,而女生戴的眼镜非常注意保养,可是眼镜却断裂了,这是什么原因,会不会是因为女生的眼镜是赠送的,也就是质量有问题的呢?

营业员详细检查了破损的镜架,对顾客说:"出现这样的问题我们也不想看到,我们会给您更换一副新的眼镜。"

新眼镜做好后,我们联系顾客取走了,过了十多天,男生的那副眼镜也在相同的位置出现了断裂。

顾客再次来到我们的眼镜店,进行了投诉,对我们的眼镜质量非常怀疑,认为我们的眼镜存在严重的质量问题。并且对我们说,眼镜出现问题总是要耽误自己正常使用,这样的问题出现两次了,而且都在同样的位置,现在更换了新的,会不会过 3 个月又坏掉。

顾客提出这样的投诉,我们非常理解,对于眼镜存在的这样的问题,我们的营业员立刻给出了解决办法。

1) 帮顾客制作一副临时的眼镜,先拿走去使用。

2) 对于顾客断裂的眼镜我们拿去给厂商鉴定到底是什么原因。

3) 我们给顾客更换其他品牌类似的产品。

经过和厂商的沟通,厂商也发现了在其他眼镜店销售的同样产品也发生过这样的问题,但是发生的概率很低,并且也提出了改善的措施,希望在眼镜片的加工过程中镜片不要磨制得太大,因为镜框和镜片的膨胀系数不同,导致了最后镜框的断裂。

当然作为眼镜店的营业员来说,在日后销售此类商品的时候,需要和加工眼镜的师傅进行沟通,小心加工此类商品。同时,为了减少这样问题的发生,我们也应减少此类商品在店里的库存,或者直接将该类产品退换给产品供应地。

➢ **案例二**

一位顾客在我们店购买了一副高档的太阳镜,配戴了 5 个月后,最近发现眼镜在摘的时候总是卡到头发,每次很难摘下来。仔细检查了才发现,镜腿末端出现了一条裂缝,然后就拿着这副眼镜来到了店里。向我们投诉商品的质量有问题。

我们详细检查了眼镜,核对了顾客的购买的时间,并且详细地询问了顾客的日常佩戴习惯。我们请顾客放心,会帮助顾客向厂商那边寻找这种眼镜的腿套。经过了解,厂商的这种眼镜正好有这种镜腿腿套。我们给顾客写好了维修的单据,并约定了什么时候可以取走眼镜。

这件事我们处理得非常及时,有些商品的质量出现问题是很容易被修好的。如果可以维修,我们一定要尽量帮助顾客维修好眼镜。如果这副眼镜的配件是要收费的,我们必须要在更换前与顾客沟通好,更换服务是免费的,更换的配件如果是我们门店常用的小螺丝或者鼻托垫片等也是免费的,但是更换其他配件则需要收取配件费用,这个费用是我们代替厂商收取的。

➢ **案例三**

某顾客在我们店里购买了一副纯钛的眼镜,当时店员告诉顾客纯钛的眼镜结实、耐用,而且很轻,配好眼镜后顾客很满意。

两年过去了,顾客拿着一副断裂的眼镜和当时购买眼镜的凭证,来到我们的店里,请我们帮助他维修。

我们看后,对顾客说,像这样的纯钛眼镜,焊接需要收费,顾客同意,交了焊接的费用。

可是我们到专门的维修部去焊接。结果眼镜不能焊接,并且已经无法维修了。

电话联系了顾客,顾客非常生气,投诉眼镜的质量存在问题,而且我们的服务也有问题,当时就是因为考虑到纯钛的眼镜结实才买的。现在交了钱,却又不能维修,真的非常让人生气。顾客要求我们给他配一副新的。

我们对顾客进行了道歉,并与顾客进行解释:"出现的这样的问题,我们都应尽量维修,由于已经过去两年的时间了,我们找了很多地方去维修您的这副眼镜,结果都不可以焊接,我们实在是没有办法。如果您对我们的商品质量不满意,您也可以去做鉴定,到底是不是质量的问题。当然我们也愿意承担属于我们的问题,我们可以为您做更低的折扣给您重新更换一副相同品质的眼镜。"

顾客同意了更低折扣更换眼镜的方案,问题得到了解决。

通过这个案例我们可以了解:

1) 眼镜框的质量问题包括眼镜的焊接,眼镜的配件(螺丝、脚套、螺母、鼻垫片等)都有可能出现问题,眼镜店内如果可以及时帮助顾客更换的话,就省去了很多不必要的投诉。

2) 眼镜店内应该将相关赔付内容明确并公示出来,如果没有的话,至少应该满足"三包"责任。

3) 眼镜店是一站式的服务,当眼镜出现问题的时候,我们对眼镜的质量问题要有明确的界定。

4) 当解决眼镜质量问题的投诉时,我们应该给予顾客多条解决方案,供顾客选择。

5) 眼镜质量投诉的发生,要快速地解决,因为对于很多顾客来说,眼镜是生活必需品,没有眼镜的话,生活就会受到影响。当然如果解决不及时的话,就会使投诉升级并造成其他的投诉。

6) 眼镜属于消耗品,已经没有哪副眼镜可以使用一辈子了。我们在介绍商品的时候也应该告知顾客,眼镜的款式和材质在不断地更新中,一般情况下很多眼镜其实没有出现什么质量问题的时候已经就被更换了。

7) 如果鉴定结果证实,问题眼镜不属于我们质量问题的话,我们也一定要保持自己的立场,对于恶意投诉的顾客,我们也要学会运用法律来保护眼镜店的利益。

(2) 关于镜片质量投诉:上面介绍了眼镜架的质量投诉,下面说一下有关眼镜片的质量投诉。

➤ **案例一**

一位男顾客拿着一副太阳镜来到我们的门店对我们说:"你们销售的太阳镜的镜片出现了问题,一个月前我戴得还挺好的,最近我发现镜片上出现了一道一道的纹路。"

我们拿到这副眼镜,核对了顾客是在两个月前购买的偏光眼镜,这副眼镜的镜片上没有划伤,只是在镜片上出现了严重的偏光膜层裂纹。

这种裂纹的产生,肯定是镜片受热或者镜片被汗水浸泡所致。同时也提醒我们的眼镜店在做偏光镜片展示的时候,一定要让偏光镜片远离射灯照射,最好在展出的玻璃柜中。

我们耐心地询问顾客平时的使用情况。顾客告诉我们他是一名司机,购买太阳镜就是为了保护眼睛。这副眼镜一直都正常佩戴,没有摔过,也没有带着去做什么。

我们又询问顾客:"如果您不戴的时候,这副眼镜放在什么地方?"

顾客回答,如果不戴就随手放在汽车挡风玻璃前面,这下我们就找到原因了。因为汽车在夏天存放的时候,阳光的照射会使汽车内的温度急速上升,显然放在挡风玻璃后面直接接受太阳照射的镜片,就非常容易出现这样的问题。

我们也和顾客做了详细的说明,顾客明白了其中的原因后,又再次购买了一副新的眼镜,这次不戴的时候一定会放在自己的眼镜盒里面。

从这个案例中,我们可以学习太阳镜尤其是偏光太阳镜的展出方法,同时我们也要在销售的时候提醒顾客,注意太阳镜的使用方法,更要注意太阳镜尤其是偏光太阳镜的存放问题。

➤ 案例二

某顾客在我们店购买了一副板材镜框加非球面镜片,大概一个月后,顾客来投诉说,眼镜开始的时候感觉比较亮,过了一段时间开始适应了。这两天发现配戴的情况越来越糟糕,总感觉镜片前面有虚影存在,开始以为镜片是脏了,用我们教给的办法清洗后,好像还是有一道一道的问题,不知道是什么原因,请我们给解释一下。

我们拿到顾客的镜片后发现了其中的问题,首先板材的镜架就有些翻沟,镜片的度数也有些偏高,大概偏高10多度的样子。通过检查两片偏光镜片,结果发现镜片有很大的内应力,这个内应力导致了镜片上膜层的脱落,并且导致顾客看东西的时候出现虚影的问题。

我们见到这样的问题,我们给顾客进行了更换。

这样的问题比较容易解决,不过从这个案例中我们总结出了一个内容,那就是如果顾客选的是板材的镜架,那么最好不要配戴非球面的镜片。这种情况就会得到避免。

➤ 案例三

某顾客在我们店配了一副树脂镜片,大概过了3个月后,顾客来投诉我们的镜片出现问题。我们拿到顾客的眼镜,发现顾客的镜片左右两片的磨损情况不一样,其中有一片镜片的磨损比较严重。

对此我们和顾客简单地沟通,询问什么时候发现有这样问题的。顾客已经记不清什么时候,只是最近在清洗的时候发现的。然后我们询问了顾客平时是如何清洗镜片的,顾客回答按照我们说的方法在清洗镜片。

作为眼镜营业员我们了解,如果是镜片的质量问题,那么两片镜片的磨损情况应该是一样的,怎么会有一片镜片有磨损,另一片没有磨损呢?

我们又再次顾客询问:"您可以将您清洗镜片的方法在我们店重复一遍吗?"顾客表示同意,在我们面前重复了自己在家清洗镜片的方法,我们发现了,顾客有个习惯就是擦拭镜片的左片后,再擦镜片的右片,然后又擦了一遍左片,也就是说顾客每次清洗镜片都会对左片擦拭两遍,现在左片出现磨损的问题找到了答案。

可是我们只能比较委婉地和顾客说明,现在的镜片都是树脂片,耐磨程度确实不如玻璃片,在擦拭的时候您的方法没有问题,只是希望您不要重复擦拭同一片镜片。如果还是这样的话,镜片还是会比较快地出现磨损的。

最后顾客认同了我们所说的,重新购买了一片镜片。

像这样的案例很多,其实并不一定是我们的质量有问题,很有可能是我们在讲解的时候没有把商品的使用注意事项和顾客讲明白导致的问题。

比如我们现在大部分人使用的都是树脂镜片,树脂镜片除了轻之外,更重要的是不容易碎,让人们使用的时候更加安全。但是树脂镜片可能会发生崩边的情况,还有就是树脂镜片的耐磨程度比玻璃差,这就要求我们在日常使用的时候要注意眼镜在不戴的情况下,最好用镜布包好并放在眼镜盒内。

如果使用镜布擦拭镜片,镜布一定要经常清洗,因为镜布上非常容易粘上小砂粒,这些细微的砂粒很容易导致顾客的镜片划伤。

还有一种情况喜欢吸烟的朋友要注意了,使用树脂镜片,经常被烟熏的话,很有可能一片镜片变黄了,另一片镜片没有变黄。

(3) 角膜接触镜相关的投诉:角膜接触镜(隐形眼镜)的材质发展越来越快,配戴的舒适度也越来越高,尤其很多爱美的女孩子开始更多地使用角膜接触镜。选择角膜接触镜的顾客增多了,于是角膜接触镜相关的投诉也产生了。

➢ **案例一**

一位女性顾客在我们店里购买了日抛的角膜接触镜,我们的营业员用了1个小时教给顾客如何正确使用隐形眼镜。过了一周左右,顾客就回来找我们说我们的镜片有质量问题。镜片都是破的。

我们拿着顾客带来的角膜接触镜,进行了仔细的检查,发现了已经打开包装的角膜接触镜都是破裂的,我们对破了的镜片进行了检查,发现了镜片上的裂痕都非常相似。我们就问顾客说其他的镜片是不是还有没打开的,顾客说是啊,还有很多片没有打开呢。我们说:"这样吧,我们给您拿一片我们的试戴用的镜片,您可以打开包装看看。"

顾客拿着我们的试戴片打开了包装,然后用镊子取出了镜片,放在了自己的手心,这时候我们发现了被取出的镜片没有问题,然后我们又请顾客当着我们的面打开了她购买的镜片,结果镜片也没有问题,顾客也感觉很奇怪,在家的时候取出来的镜片就是有问题,在店取出来的就没有问题。

这个问题比较复杂了,顾客在家打开的镜片出现了相同的破裂,而在店里新打开的没有问题。我们就问顾客:"您在家用的小镊子和我们店的是不是相同的呢?"顾客说:"好像不同,我家的小镊子没有前面的橡胶,在家的时候我会把那个小橡胶取下来,再去捏镜片。"

在案例中我们找到了问题,就比较容易解决了。可是在现场,这个案例我们解决了将近2个小时,沟通的过程,检查的过程,安抚顾客等,还好问题得到了圆满的解决。通过这个案例我们也学习到了,在角膜接触镜售卖的时候,我们需要对我们的产品使用注意事项进行详细的说明,哪怕是赠送的小镊子也要告诉给顾客如何使用,以免造成不必要的投诉。因为角膜接触镜是和角膜相接触的,镜片损坏问题其实不大,如果伤害的是顾客的角膜那就不只是一般的投诉了,也不是可以简单解决的了。

➤ **案例二**

某顾客拿着自己的角膜接触镜来到我们的店里,对我们进行投诉,告诉我们说这个镜片一戴上就会非常不舒服,是不是质量有问题,请我们协助解决。

我们拿着顾客的角膜接触镜,调出来顾客的配镜资料,原来顾客购买的是长戴型(一年抛)的角膜接触镜。这副镜片表面上很干净,但是盛放镜片的水盒非常脏。我们也不好说什么,问他不舒服是什么时候开始发生的,顾客说是最近的时候。我们又询问,角膜接触镜是不是每天都用,顾客解释说已经快一个月没有用了,最近开始使用。

其实我们已经发现了,因为看到水盒就可以想到卫生的问题。我们询问顾客在没有配戴接触镜的期间是怎样保存镜片的,顾客说就是放在水盒里。我们问是否每天清洗并更换护理液。顾客说没有。问题找到了,这个镜片和水盒已经脏到了不可以使用的地步了。我们强烈建议顾客进行镜片的清洗并且在清洗镜片的同时最好也能清洗一下盛放镜片的水盒。以后顾客再没有来过。

角膜接触镜是直接接触我们的角膜的,角膜的敏感度又非常高,当镜片出现问题的时候,配戴者会非常不舒服。镜片长期在护理液中储存却没有更换护理液,也没有清洗,这样的话很多污垢就会沉淀在镜片上,影响镜片的清洁度,还会影响镜片的透氧性能,配戴这样的镜片眼睛自然会不舒服了。

(4) 其他商品的质量投诉:眼镜店售卖的商品主要是镜架、镜片、太阳镜、角膜接触镜和角膜接触镜护理液,还有一些辅助的商品,如眼镜盒、眼镜布等,很多时候眼镜盒与眼镜布都是免费送给顾客的。虽然这些都是免费的商品,对于眼镜店而言,也同样要保证顾客的正常使用,也要保证这些物品质量过关。

很多时候顾客对于这些免费的商品的质量可能没有过多地去关注。但是如果因为这些免费商品出现了质量问题,顾客就可能会投诉,不过商品质量有问题还比较容易解决,最害怕的是因为商品质量问题导致了顾客受到伤害。

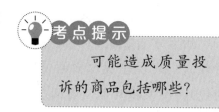

考点提示

可能造成质量投诉的商品包括哪些?

在眼镜店也曾经发生过铁质眼镜盒夹伤顾客手的事件。作为眼镜店的营业员需要牢记,只要是我们店里销售的产品即使是免费送给顾客的小礼物,我们都应该详细地进行商品的质量检查,并且有义务提醒顾客商品使用的注意事项,避免因为商品质量产生投诉,更要避免因为错误地使用造成身体的伤害。

2. 避免质量投诉产生的方法 质量投诉的产生有来自商品本身,同时也有来自销售人员介绍不清导致顾客在使用中人为造成的损坏产生质量投诉的。

避免质量投诉的产生,我们需要从以下三个方面去做:

(1) 有关商品本身质量:只要是我们眼镜店经营的商品,我们必须要保证商品是正式厂家生产的合格的产品,并且商品在售出之前,也要经过营业员的检查,保证交给顾客的每一副眼镜都是质量最好的产品。

(2) 有关营业员的介绍:作为营业员,尤其是眼镜营业员,我们售出商品的时候必须要肩负起自己的责任。眼镜对于很多人来说除装饰作用之外,更重要的还是帮助顾客解决视力问题,让人们看东西更加舒适,更加清晰,更加持久,更加健康。想到这些,我们就要对我们售出的商品了解更多,尤其是商品的使用注意事项,在顾客购买的时候,我们有必要对顾客进行介绍,介绍得越仔细,产生质量投诉的可能性就越低。

(3) 门店中应该有一些有关产品质量的保证内容明示出来:尤其是经常可能遇到的问题,也可以作为案例写出来,整理清楚后公示给所有的顾客,如果遇到类似的问题,可以得到什么样的解决。这样做可以更加容易地处理质量投诉,同时因为有这样的保证,我们也可以减少质量投诉。

在本章开头我们引入了一个质量投诉的案例,在案例中顾客的镜片出现了划伤问题。导致镜片划伤的原因很多,我们都了解树脂镜片本身的耐磨性比起玻璃来说相差很多。在案例中,我们了解到顾客说的以前的眼镜片其实是玻璃的,上面也有一些划伤,不过不是很明显。现在更换成了树脂的镜片,划伤确实非常明显了。对于这个问题,我们询问了顾客平时是如何清洁镜片的,顾客说了平时就是按照我们嘱咐的方法先清洗再擦拭。我们又询问了顾客如果没有这样清洗的条件呢,顾客就说没有条件清洗的时候直接拿衣服的角落擦镜片,并且还演示了一下给我们看。

看到这一幕我们已经了解了,顾客的镜片上出现划伤的原因。我们的衣服虽然很干净,但是可能会有一些肉眼看不到的小灰尘颗粒存留,直接使用衣服擦镜片很可能是粘在衣服上的小颗粒划伤了镜片。

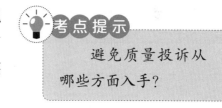

考点提示

避免质量投诉从哪些方面入手?

面对这位顾客,我们再一次说明了镜片的清洁方法,同时我们也说明了树脂镜片没有玻璃镜片耐磨,不过树脂镜片非常轻,这一点您肯定感受到了,而且树脂镜片比玻璃镜片更加安全,不容易破碎。

顾客最后又再一次购买了新的树脂镜片,并且和我们说以后会小心地擦镜片。

五、实施步骤

(一) 情景模拟引入眼镜店接待投诉案例。

(二) 请同学们扮演投诉者和接待员。

(三) 根据情景表演,提出学习问题

1. 质量投诉的种类。

2. 质量投诉的处理办法。

（四）学生分组、讨论、归纳、教师指导

质量投诉的种类	质量投诉的解决方法

（五）学生练习

1. 学生分组，其中一组充当顾客，另一组充当销售人员。

2. 学生填空训练。

（六）教师就学习内容总结提炼。

六、练习及评价

（一）眼镜店售卖的商品种类包括（　　　　　　）、（　　　　　　）、（　　　　　　）、（　　　　　　）、（　　　　　　）。

（二）角色训练

1. 将全班同学分为两组，一组充当顾客，一组充当销售人员。

2. 分别给予不同的投诉内容。

3. 教师从旁指导。

（三）根据不同的投诉内容给予分类，然后给出不同的处理方法。

分组	质量投诉的种类	处理的办法	处理的效果
1			
2			
3			

七、本课程实施过程中常见的问题

1. 学生不容易进入角色。

2. 需要一些出现商品质量问题的道具，配合投诉。

八、知识补充

三包：是零售商业企业对所售商品实行"包修、包换、包退"的简称。指商品进入消费领域后，卖方对买方所购物品负责而采取的在一定限期内的一种信用保证办法。对属于产品质量问题而不是因用户使用、保管不当发生的故障，提供该项服务。

消费者购买的产品出现以下情况,有权要求经销者承担三包责任。

1. 不具备产品应当具备的使用性能,而事先没有说明的;

2. 不符合明示采用的产品标准要求;

3. 不符合以产品说明、实物样品等方式表明的质量状况;

4. 产品经技术监督行政部门等法定部门检验不合格;

5. 产品修理两次仍不能正常使用。

情境二
危机处理

眼镜店危机的定义:是指眼镜店在日常营业时间内,在眼镜店营业范围内,发生的事件,这些事件影响到了眼镜店的正常营业,对眼镜店的财务和眼镜店的形象可能造成严重影响。

对于眼镜店来说,危机事件是如何产生的,我们又该如何处理呢?

一、眼镜店的危机事件产生

眼镜店是提供服务的零售店,只要是做服务,就有可能产生顾客的抱怨,只要做商品的零售,就有可能因为商品的问题产生投诉。

前面的章节主要介绍眼镜店投诉的产生和处理,当投诉没能得到顺利解决的时候,有的投诉事件就很有可能升级为危机事件。

眼镜店的危机事件有的是因为小投诉演变的,也有的是因为顾客自身原因产生的。

不论是什么原因产生的危机事件,对于眼镜店来说都可能造成严重的影响。眼镜店的营业员在日常工作中,如果没有能预防危机事件的发生,那么一定要控制住危机事件的发展,控制危机事件的扩散。

二、眼镜店危机事件的特点

1. 偶然性　不论是眼镜店,还是其他的零售店,都有可能遇到危机,遇到的危机很多都是偶然发生的。如果危机事件经常发生,就不是危机事件了,且如果危机经常发生,门店也没有办法正常营业了。虽说危机事件具有偶然性,我们也要有个清醒的认识,危机有偶然性,也就是说危机随时都有可能发生。对于危机事件,我们需要注意的是,平时做好防范,提升危机意识。

2. 突发性　眼镜店遇到的危机有时完全都是突发性质的,尤其是来自顾客造成的危机事件很多都具有突发性。例如三伏天,顾客来投诉的时候,火气很大,结果导致中暑或者晕倒,这些完全是营业员无法想到的,是突发的情况。这些突发的事件发生后,考验的是营业员的随机应变能力,要时刻注意的是,对于突发事件,我们一定要以保证人员的健康为第一原则,首先考虑的永远是人的生命健康不受影响。

3. 破坏性　眼镜店遇到的危机有时候有很强的破坏性,像是顾客遇到问题没有得到满意的解决,很有可能顾客就在门店内大吵大闹,甚至是有些人身攻击行为。顾客针对的是某营业员的时候,会影响营业员的形象,同时影响我们的门店正常运营,打扰了其他顾客的正常购物,对眼镜店的声誉也有损害。这样的事情破坏性非常大。希望眼镜营业员遇到这样的情况时,首先要带领顾客到比较封闭的地方和顾客谈谈。如果不行,最好还是要学会运用法律来保护自己的权益,保护眼镜店的正常运营,至少我们可以拿出手机来进行拍摄或者录音,留下证据。

4. 紧迫性　眼镜店遇到危机事件,可以给营业员思考的时间非常短。当事件发生后,要求营业员能够在最短的时间内立刻判断事件,并给出最佳解决办法。如果反应时间太长的话,发生事件了还在进行讨论,危机事件很可能带来更加严重的后果。

三、眼镜店危机处理原则

1. 态度上诚恳接受事实,时刻关注消费者的情绪变化。通过沟通降低顾客的火气,将关注顾客的身体健康放在第一位。

2. 处理问题的人需要头脑冷静,随时应对突发事件。作为事件的处理者,首先要保证自己的头脑冷静,因为危机事件随时还可能连带产生其他的事件。处理事件的人如果头脑不冷静,很难在面对问题时,作出最好的判断和解决。

3. 处理问题的人要有权力,危机问题发生后,最好能有领导出面处理危机事件。由领导亲自处理事件,顾客可以得到心理的安慰,顾客心中的很多条件也可以讲出来,因为即使向店员说了,还是需要店员向领导请示。

四、眼镜店危机处理

1. 控制危机,危机发生后,要立刻采取措施,控制住危机事件,防止危机事件的扩散。不要因为一个小危机处理不好变成更大的危机,对我们眼镜店产生更大的影响。

2. 及时处理危机,在处理危机中,关键的是速度,能够面对危机事件及时快速地做出反应是处理危机的关键。

3. 经验总结,危机事件处理结束后,要对产生危机的原因进行分析,目的是杜绝日后类似事件再次发生。

4. 做好培训,培训是处理危机事件的重要预防措施。只有通过不断地培训危机处理方法,特别是进行情景表演式的培训,能够在学习中掌握更多的处理方法,这样在日后工作中如果遇到危机事件才可以做出最及时最有效的处理方法。同时我们也可以通过情景演练来总结危机事件发生的原因,提出有效的预防措施。

总结:眼镜店日常经营过程中遇到的危机虽然有很多,但是都比较容易处理。作为营业员我们需要抓住重点,理清危机的来龙去脉,很多危机都可以得到比较顺利的解决。除非遇到的是顾客的蓄意挑衅,如果危机事件是由顾客的蓄意挑衅导致的,那我们就要学会借助法律武器来保护自己权益,保护眼镜店的正常运营。

任务一 顾 客 意 外

一、情境导入

某天,一位顾客走进我们的眼镜店来配眼镜,眼镜配好后,顾客准备走出店的时候,因为台阶没有看清,脚下打滑,摔倒在了眼镜店门前。作为眼镜店的营业员,遇到这样的情况不是非常多,但是这样的事情却真实地发生过不止一次。优秀的眼镜营业员该如何处理这样的问题呢?

1. 顾客在眼镜店前摔倒属于危机事件吗?

2. 遇到这样的情况该怎么处理呢?

3. 这样的危机如何避免呢?

二、学习目标

1. 具备面对危机事件快速反应的能力。

2. 具备避免类似危机发生的能力。

三、任务描述

一位顾客走进我们的眼镜店配眼镜,眼镜配好后,顾客走出店门时,由于没有看清脚下的台阶,摔倒了。

四、知识准备

造成危机事件的原因主要来自以下三个方面:顾客投诉的升级、卖场环境布置以及其他因素。

1. 来自顾客投诉的升级 眼镜店的危机事件大部分原因都是由于顾客的投诉没有解决好,由小投诉转变成为一次危机事件。

➤ 案例一

一位50多岁的顾客在眼镜店内验配了一副标准型的渐变焦镜片,取镜的时候顾客表现出非常不耐烦。营业员发现顾客的表现与验配时不同,就与顾客进行了简单的沟通,了解顾客的原因。经过沟通我们了解到顾客是因为戴上新的眼镜后感觉非常不舒服,而且看东西很不清楚,再加上还要学习使用这副眼镜很麻烦,所以想退了。顾客也诉说以前配的便宜的眼镜都不需要适应,现在配的眼镜这么贵还需要适应不说,还要按照要求看东西,现在非常不满意。

我们的营业员耐心地给顾客讲解渐变焦镜片的使用方法,可是顾客根本不听,并且一直说是我们欺骗了他。当时营业员说的是看远看近都可以一副眼镜解决,但是却没有说看两边根本看不清,也没有说需要学习很长的时间才可以使用。

我们的营业员向顾客道歉,并端上茶水给顾客,希望顾客能平静心情慢慢地讲。

可是顾客依然非常生气,说话声音越来越大,而且说话的时候非常激动。见到有别人来眼镜店购物的时候,他就更大声地讲我们眼镜店欺骗顾客,说我们的眼镜质量非常差,我们的产品根本没有办法使用,我们的营业员都是大骗子等。

本来有一些想要购买我们商品的顾客,因为听了这位发脾气的顾客的诉说,放弃了购买的机会,有些路人还站在店门旁边看热闹。

我们的营业员上前劝阻顾客,希望顾客能平静地坐下来好好商量解决问题的办法,可是顾客依然非常生气,并没有停止粗鲁的行为。

我们的营业员对顾客说:"如果您希望我们帮助您解决问题,请您先平静一下心情。如果您还这样下去,我们也没有办法解决您的问题啊,并且您这样做影响了我们的正常营业。你看这样可以吗:我们报警,让警察来处理问题行吗?"

顾客说:"好吧,不用你们报警,我自己报警。"顾客拨打了报警热线,一会儿警察进入门店,经过了解情况,顾客的情绪也没有那么激动了,这时候我们的营业员走到了顾客的面前,同警察说:"可能是我们的服务没有做好,这位先生觉得我们的商品有问题,我们希望帮助顾客进行解决。不过刚才顾客正在气头上,一定要报警,现在我们希望顾客能再给我们一次机会帮助他解决目前的问题。"

在警察的面前,顾客同意了我们提出的方案。

眼镜店出售的渐变焦镜片是高科技产品,需要我们提高专业水平的同时,给顾客进行详细的讲解和具体的使用指导。可以说哪一个环节出现问题,都可能造成顾客的抱怨,也有可能升级为危机事件。

试想一下,如果那位顾客本身有心脏病或者有高血压的话,万一因为生气倒在我们店里,可能事情就更难解决了。幸运的是这样的事没有发生,不过作为营业员一定要有这样的心理准备,事情没有发生,并不代表着不会发生。也许我们没有处理危机事件的能力,但是我们绝对要有预防危机事件发生的意识。

在这个案例中,最后还是通过警察解决了问题。警察其实并没有做什么,只是警察来了之后顾客变得比较平静了。我们作为营业员不希望与顾客产生非常激烈的矛盾,毕竟我们是营业员,而所有的营业员都了解顾客就是上帝,不能让上帝受了委屈。上帝受了委屈发点儿火也是非常正常的,换成我们,要是购买的商品和自己的预期不一样的话,也会非常生气。不过成为营业员之后,我们更能理解销售行业了,在遇到类似的问题的时候至少我们会更加平静地与顾客沟通。

在这次案例中,还有很多没有写到的内容,比如顾客发火的时候,表现出的简直就是要和我们门店的销售人员打架,也就是随时都有可能爆发流血事件。

我们的营业员都是非常有素养的,经过了训练,有理解顾客的心,所以我们坚持耐心地为顾客服务。

警察来了之后,我们依然还是保持原来谦虚认真的态度,并且给足了顾客的面子,以免事件变成案件。

经营眼镜店,很多时候都是息事宁人,和气生财。当我们遇到危机事件后,如果伤了顾客的心,可能会永远失去一位顾客。失去一位顾客可能还没有什么问题,但是谁没有几个好朋友,这位顾客伤心地走后,相信他身边的朋友都会知道他的遭遇,也都不会来我们门店购买眼镜了。

眼镜店处理这类型的危机时,不到万不得已的情况不需要报警,因为警察有时候也不能完全解决问题。我们希望通过我们的专业和我们的服务来处理危机,将危机控制在最小的范围内。

> **案例二**

大约半年前,一位家长带着孩子来到店里给孩子配了一副眼镜。最近一段时间孩子总是感觉眼睛很累,于是就来到我们的店里再次验光,验光后我们发现了孩子两只眼睛度数的增长不同,一只眼睛没有变化,另一只眼睛度数增加了50°,我们将结果给了顾客,可是顾客就非常不理解,问我们为什么会这样。

我们的营业员给顾客进行了解释,解释到最后,顾客依然不明白,于是就投诉说是戴我们的眼镜导致孩子的眼睛出现了问题。

孩子的家长带着孩子离开眼镜店,到专门的眼科医院检查孩子的眼睛度数和眼睛健康状况,检查的结果只是度数增加了,其他的一切都正常。

家长再次来到我们的门店,对我们说,过去的眼镜就是有问题,所以才出现现在的问题,并且要我们承认错误,还要有书面的文字证明是我们的眼镜导致的孩子度数变化。

我们当然不会写出这些内容,顾客坚持认为是我们的眼镜造成孩子单眼度数增长问题。于是每隔两天就来一次我们的门店,和我们争吵,并且要求见我们的领导。我们的领导接见了顾客,顾客的要求还是一样的。顾客还提出,如果这个事情不解决的话,她会将这件事情的经过告知自己的朋友,自己的朋友很多都是记者,正要曝光眼镜店的黑幕。

我们的领导接待顾客的时候,首先非常认真地和顾客说:"现在孩子每天的学习非常多,正是用眼的时候,还是先给孩子配好眼镜。然后呢,希望我们能够帮助孩子再次验光,检查眼睛,如果您不信任我们,可以由我们戴着孩子和您再去一次眼科医院给孩子的眼睛验光。最后,我们是开眼镜店的,我们做的是为您提供专业的配镜服务和护眼指导,别的不敢说,我们希望售出的每一副眼镜都可以帮到顾客,怎么敢去害顾客呢?"

经过多次的协商和长久的沟通,最后顾客同意再次去医院给孩子进行检查,费用由我们眼镜店承担。还有就是眼镜店需要按照医院的处方给孩子免费配镜。顾客的条件我们没有完全答应,孩子检查眼睛的全部费用我们眼镜店承担了,我们还免费提供了一副镜片给顾客,至于眼镜架,我们没有免费提供给顾客。

这位顾客的事情前后经历了将近一个月的时间,我们也很佩服这位顾客的坚持。事件处理的这一个月内,我们的营业员只要一看到这位顾客就开始头疼,虽然这位顾客没有闹事,但是每天顾客固定时间来门店进行骚扰总是让营业员很无奈,很难集中精神为其他顾客服务。

在处理这个案例的时候,我们发现了顾客希望透过媒体来给我们施压,主要的原因还是孩子的眼睛度数增长问题没有得到权威的解释和说明。

眼镜行业的从业者都了解,眼睛度数的变化与很多因素有关,现在的科学都没有办法详细地解释眼睛度数的变化,到底是由于什么原因引起的。也就是说眼睛度数的变化如果都归于眼镜验配错误是不完全正确的。

目前也没有专门的机构可以作出诊断和证明眼睛的度数变化就完全是由于眼镜的验配导致的。

通过以上的两个案例我们可以学习到,眼镜店遇投诉比较常见,如果一些简单的投诉我们处理不好的话,就可能升级成为一次危机事件。一旦升级为危机事件,问题的处理就会变得更加复杂,眼镜店的损失也会更大。

2. 卖场环境的布置

➤ 案例一

一天某顾客带着自己 6 岁的孩子来到店内验配眼镜。营业员带着顾客去验光,顾客教育自己的孩子要老实地坐在沙发上等待。

孩子非常调皮,在店内不停地跑来跑去,我们其他的店员也在提醒小朋友要小心,千万不要摔倒了。可是孩子因为岁数小,又很调皮,根本不听我们的劝说,一直在店里跑。

后来孩子可能是累了就停了下来,看到了我们店里有一个金鱼缸,里面养着很多小金鱼。孩子的身高刚刚可以够到鱼缸,结果不小心的情况下,鱼缸被碰倒了,正好砸在了孩子的头上,一切都很凑巧,鱼缸碎了,孩子的头也破了,流了很多血。

顾客听到孩子的哭声立马赶到了孩子的身边,马上就急了。我们的营业员走到顾客的身边扶起孩子,另一个营业员立马拨通了 120 叫来了救护车,带孩子到了医院,给孩子止血,并做了很多检查。孩子最终是没有什么问题,可是家长一直不依不饶的,就是说我们的东西伤害到了孩子,要求我们赔偿孩子医药费之外,还要补偿孩子日后的检查费用。

我们的营业员对顾客说:"您看我们并没有逃避责任,在孩子出事前我们不断地提醒孩子。孩子出事后都是我们在花钱叫车,花钱帮孩子做检查、做治疗,我们已经尽了我们最大的努力了,如果您还不满意的话,我们也没有办法了。"

孩子的家长一直说要到法院告我们。不过从医院回到眼镜店之后,我们再也没有见到这位顾客,同时也没有听说顾客去法院告我们。

在这个案例中,我们发现了我们的营业员处理问题的及时性,我们从来不逃避责任,在事情发生后我们能够第一时间考虑的是顾客的健康,看病的费用,都是店员自己先垫上的。我们付出的已经非常多。相信顾客没有到法院告我们可能也是因为回家后咨询了律师,孩子的伤其实并不严重,对孩子的健康影响不大,也就不了了之了。

从这个案例中我们也发现了,如果我们单店摆设一些装饰品,如鱼缸或者养一些花草的花盆,千万要摆放好,并做好固定。尤其是有孩子来到店里的时候,千万要注意小朋友的行动,以免碰伤了孩子,最好不是简单地提醒,而是要有专门的人来陪着小朋友,避免类似的情况发生。

在日常生活中,这类的案例比较常见,如我们门店内的柜台大部分都是方形的玻璃柜,边角都是非常尖的,当有孩子在店里的时候有家长照顾还好,如果家长没有办法照顾,我们必须有个营业员来照看孩子。因为这些对成人没有危险的玻璃柜,对孩子有可能造成很大的伤害,撞伤了胳膊腿还好,万一撞伤了头或者脸都那就非常不容易解决了。

➢ **案例二**

某年冬天,一个下雪后的早上,我们的店员刚刚上班,马上开始进行清雪。这时有位先生来到我们店里。拿着取镜凭证,来取自己三天前在我们店配的眼镜。眼镜试戴一会儿后,感觉非常好,很舒适,顾客就准备离开我们的眼镜店。我们的营业员提醒顾客说:"现在刚刚下过雪,路上还很滑,您新配了眼镜,可能还需要一段适应时间,所以千万要注意脚下。"可是顾客显出很着急的样子,嘴里答应着好好,还是快速地一直往外走。我们的营业员还没有来得及送顾客出门,顾客就已经走到了大门口,开始下台阶,可是就在下台阶的时候顾客摔倒了。

我们立刻拨打了120急救电话,顾客被送到了医院做治疗,经过医院治疗,顾客的腿上有碰伤,脚踝扭伤,手受了挫伤,看病一共花了500元。我们的营业员付清了顾客的全部费用,而且在顾客回家养伤期间我们还有营业员到顾客的家中买了水果去看望,顾客非常感动。从来都没有想过是自己摔倒的,可是店员们还能来看自己。

从这个案例中我们可以了解,在特殊的天气情况下,很容易造成顾客的摔伤,尤其是我们的眼镜店在门口装修的时候大部分都是采用光面的瓷砖。好天气下都可能使人滑倒,何况是在雪天呢。

作为眼镜营业员来说,我们应该时刻注意卖场内的环境布置,卖场外的"门前三包区",尤其是特殊天气状况(下雨、下雪)造成路面湿滑的时候,我们必须要设置提示牌,并且随时口头提醒顾客注意脚下,如果有可能的话,当顾客离开门店的时候,我们最好可以将顾客送出店门外,尽到我们应该尽的责任,避免顾客意外滑倒的现象发生。

以上这个案例中,顾客因为滑倒而受伤,情况并不是非常严重,通过治疗很快就康复了。本章的情景引导中出现的情况与这个案例出现的情况基本上都是相同的,这里就不再作讲解了。

不过通过这些案例,我们需要提高防范危机的意识。试想一下,如果顾客年纪比较大、如果顾客摔倒了导致骨折,甚至有可能因为滑倒而碰了头,问题就更加严重了。作为眼镜店的营业员来说,危机没有发生,并不代表不会发生,我们在处理完危机事件的时候要用心总结经验,改善购物环境,设置提示牌,口头上提醒,正确避免类似的事件发生。

关于门前三包的规定:"门前三包"是指临路(街)所有的单位、门店、住户将担负的市容环境责任三包。

主要任务包括:①"一包"门前市容整洁,无乱设摊点、乱搭建、乱张贴、乱涂写、乱刻画、乱吊挂、乱堆放等行为;②"二包"门前环境卫生整洁,无裸露垃圾、粪便、污水,无污迹,无渣土,无蚊蝇孳生地;③"三包"门前责任区内的设施、设备和绿地整洁等。

3. 其他因素 其他因素我们主要谈一下在单店丢失物品和店内突然停电和仪器故障等。

➤ **案例**

某天,门店内来了很多的顾客,每个营业员都在接待顾客,甚至有的营业员同时接待两组顾客。在接待的过程中,所有的营业员都非常地认真负责,并且速度非常快,希望每一位顾客都不会等太久。

上午在忙碌中结束了,大家都准备去吃午饭的时候,早上买过眼镜的一位顾客匆匆地走进店里,然后说:"我的手机在店里丢了,我今天哪里都没有去,只有到你们这家眼镜店内购买眼镜,我还能记得当时我在那个柜台前试戴眼镜,然后还拿着手机拍了一个照片,看看试戴的结果,接着好像又去试其他的眼镜,不过手机好像还放在了那边的柜台上,你们快帮我找找可以吗?"

我们的店员立刻协助顾客在店里寻找手机,可是店里根本没有一部手机。

我们的店里安装了监控,当我们调出监控的时候,我们发现了顾客的手机好像是被某个来到店里的客人拿走了,最后我们协助顾客报了警。

这个案例,在我们眼镜店内顾客丢失了商品,这是我们不愿意看到的。先不论丢失的东西是什么,价值多少,重点是在我们的店里丢失了东西。

幸运的是我们安装了监控,有了录像可以证明是谁拿走了顾客的手机。试想一下如果我们没有安装监控的话呢?这个事发生了,该如何解决呢?手机有可能真的是店员偷走的,手机有可能是顾客在回家的路上丢失的,手机有可能是小偷偷走的,这些可能谁也没有办法说清楚去做证实。

对于眼镜店的营业员来说,我们的责任是提醒顾客保管好自己的贵重物品,对于这位顾客的情况,我们只能表示同情,毕竟是在店里发生了这样的情况。鉴于顾客的损失,我们同意给顾客配镜一些优惠条件。

这个案例发生后我们总结出:

(1) 作为眼镜店我们有必要安装摄像头监控,并给予大众提示,本店已安装监控,防止偷盗事件发生。

(2) 作为眼镜店的营业员,我们应该经常接受道德和法律基础知识培训,首先保证我们自己人不会一时贪心去偷盗顾客的钱物。

(3) 作为眼镜店来讲在顾客比较多的情况下,营业员应该主动提示来购物的顾客时刻注意自己的财物,并且最好能在店内张贴警示牌。

在眼镜店的日常工作中,我们还可能会遇到一些突发情况,如眼镜店突然停电、验光仪器的故障等。这些情况下,我们可能需要马上联系到维修人员,确定好可以来维修的时间,并写好温馨提示,贴在门店的大门上,明示给顾客。

当然作为眼镜店的营业员来说,应该对门店的仪器,水电进行定期的检查和维护,平时检查遇到小问题马上维修处理,避免小问题发展成为大问题。

五、实施步骤

1. 情景模拟引入眼镜店接待投诉案例。

2. 请同学们扮演投诉者和接待员。

3. 根据情景表演,提出学习问题

(1) 不同原因产生的危机事件。

(2) 危机事件的处理。

4. 学生分组、讨论、归纳、教师指导

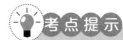

考 点 提 示

1. 造成眼镜店危机的原因包括哪些?

2. 如何避免眼镜店发生危机?

危机事件的发生原因	如何处理危机事件

5. 学生练习

(1) 学生分组,其中一组充当顾客,另一组充当销售人员。

(2) 学生填空训练。

6. 教师就学习内容总结提炼。

六、练习及评价

1. 眼镜店引起危机事件的原因分析( )、( )、( )。

2. 角色训练

(1) 将全班同学分为两组,一组充当顾客,一组充当销售人员。

(2) 分别给予不同的投诉内容。

(3) 教师从旁指导。

3. 根据不同的投诉内容给予分类,然后给出不同的处理方法。

分组	不同的危机事件	处理的办法	处理的效果
1			
2			
3			

七、本课程实施过程中常见的问题

1. 学生不容易进入角色。
2. 面对危机事件不能冷静对待。

任务二　蓄　意　挑　衅

　　眼镜店遇到的危机事件中有一类是非常特殊的,那就是顾客的蓄意挑衅造成的危机。作为眼镜营业员来说,每天都会面对不同的顾客,绝大多数的顾客都是正常购物的,但是也不能排除有些是蓄意挑衅,来破坏眼镜店的正常营业。

　　顾客的蓄意挑衅,也就是说顾客是在故意为难我们的眼镜营业员。不过请每一位营业员都要记住,不要因为有蓄意挑衅的事件发生,而影响了我们为每一位顾客服务的心,毕竟发生在眼镜店的经营过程中蓄意挑衅的事件是非常少的。我们作为眼镜营业员,要时刻保持一颗积极向上的心,希望用我们的诚心,用我们的专业,用我们的真心,给予每一位进店的顾客最好的服务。

一、情境导入

　　某天,一位顾客走进我们的眼镜店来配眼镜,我们询问顾客以前是否在我们店配镜,顾客立马生气地说:"你是新来的吧,我是你们这里的老顾客了,给我按照我的旧镜验配就好了。"我们希望顾客提供当时留下的姓名和电话,或者顾客提供给我们旧镜以方便我们测量,至少也应该再次验光。不过顾客只是提供了电话和姓名,不巧的是我们的电脑内无法查到顾客的资料。这时顾客就更加生气地说:"我在你们店配了多少副眼镜了,你们竟然都没有给我保留资料? 你们是怎么对待老顾客的啊? 还有没有诚信啊? 你们给我去找我的资料,找不到我的资料,我以后就不在你们这里配眼镜了。我还会告诉我的所有朋友都不来你们店配眼镜,还要把这件事发到网上去,让所有的网友都知道你们就是这样对待老顾客的。"

　　作为优秀的眼镜营业员你要是遇到这样的顾客,该怎么处理呢?

　　1. 顾客的表现说明了什么问题?

　　2. 遇到这样的顾客我们该如何处理呢?

二、学习目标

具备解决顾客蓄意挑衅的能力。

三、任务描述

一位顾客走进我们的眼镜店配眼镜,要求我们按照旧镜给他配眼镜。可是他又不允许我们给他验光,只提供了电话和姓名,但是电脑内却查不到信息,顾客对此非常不满意,不但自己不配眼镜了,还要劝他的朋友不要来我们店配眼镜,并且还要将事情放到网上。作为营业员遇到这样的情况该如何处理?

四、知识准备

蓄意挑衅的行为

1. 顾客偷盗眼镜店里的商品　顾客偷盗眼镜店里的商品,主要是指顾客偷盗店里的光学镜框或者是太阳眼镜。

➤ **案例**

某个冬天的下午,天气很冷,还在刮着北风,进到门店的顾客非常少,上班的店员一共两人,这时候店里来了一位女顾客,希望看看我们的品牌太阳镜,营业员接待了她。

这时候又来了一位男顾客,这位男顾客希望看看我们的 K 金镜架。因为眼镜店内的 K 金镜架一般都在玻璃柜中锁着,需要营业员打开玻璃柜才可以取出来供顾客试戴,也就是必须要有营业员陪同顾客挑选 K 金镜架。

这时候又来了几位年轻的顾客希望看看眼镜框,门店里已经没有了营业员,其中一位营业员就拨打电话给还在休假中的其他店员,请他们来帮忙。

等到支援的店员赶到店里之后不久,顾客神奇地都走了,顾客来得突然,又都离开得突然,令人感觉非常奇怪。

一般情况下天气不好的时候很少有非常多的顾客同时来购买眼镜。店员开始怀疑有小偷混进了店里,来偷盗门店里的商品。

经过店员们的仔细盘点,发现了店里丢失了 2 副 500 元左右的镜架。调出来当天监控后我们才发现,在购物的顾客中确实有一位顾客行为异常,曾经在丢失镜框的柜台内走了好几圈,并且伸手到柜台内取了框架眼镜进行试戴,然后并没有再把框架眼镜放回去。

这样的偷盗行为能够被发现是因为现在我们有了比较先进的监控设备。如果在没有摄像头的年代,眼镜丢失了,倒霉的就只能是我们的营业员了。

即使是有摄像头,我们的眼镜仍然还是丢失了。遇到这样的顾客确实不容易处理,因为在他没有偷盗商品的时候与一般的顾客没有什么差别,可是如果发现他偷盗,且没有走出店门,如果抓他,他很可能说是要先试一试,说不定还会被他反咬你污蔑。

对于眼镜店来说,最好的措施莫过于根据客流量的变化规律安排好上班的人员,保证在门店比较忙的时候有更多的营业员可以为每一位进店的顾客做好服务。如果真的发现顾客蓄意偷盗眼镜店内的商品,要学会即时报警,由警察来处理。

2. 顾客调换眼镜店里的商品。

➤ 案例一

某天一位着装非常时尚的年轻人来到店里要购买某品牌的太阳镜,我们的营业员详细地给顾客进行了介绍,顾客非常满意,就说这样的款式最适合自己,非常爽快地付款了。营业员将眼镜清洗好后,交给了顾客,嘱咐顾客平时应该如何保养眼镜,顾客满意地拿着眼镜走了。

大概过了 5 天,顾客拿着我们售卖的眼镜来到了我们的店里,对我们说,他觉得这副眼镜款式非常好,但是,对于自己来说配戴的时候总是觉得眼镜很"夹脸",看东西时候总是感觉头晕。问我们该怎么办。

我们的营业员希望通过给眼镜调整帮助顾客解决问题,可是调好的眼镜顾客依然说不满意,最后我们同意给顾客退掉了这副眼镜。

顾客走后,营业员拿着眼镜越看越觉得不对劲,就找到了店长,请店长看看这副眼镜和我们售出的眼镜是不是一样的。经过店长仔细地检查发现,顾客退给我们的眼镜并不是我们当初卖掉的眼镜,而是一个仿造的眼镜。

随着网络购物的兴起,有很多不良商家在出售仿造的商品,以低价格卖给顾客。作为消费者来讲购买这种假冒的商品,大多是贪图便宜。有的顾客就利用了这种仿造的假冒产品来交换门店内售卖的正版产品。他们会在眼镜店里购买一副正版的眼镜,然后在网络上购买一副盗版的,并且将盗版的当成正版的退给店里。这样他就可以用很少的价钱购买到正版商品。作为眼镜店的营业员,我们对这种顾客深恶痛绝。

仿制的商品毕竟是仿制的,即使仿造的再像,也会与原物有不同点。这就需要我们营业员掌握一些必要的鉴定眼镜的知识,防止类似的情况发生。

➤ 案例二

某天,一位带着板材框的顾客走进店里,希望我们帮他选一副差不多的板材框。小王接待了他,把客人领到了板材框的柜台,顾客试了一副,又试另一副,不知道自己适合哪一副。

小王一直在旁边协助顾客,这时候店里又进来了几位客人,可是店里的服务员不够,小王对一直在选材框的顾客说:"先生今天的店员比较少,您看店里又有比较多的顾客,您是不是还需要多比较比较?"

店员还没有接着说什么,顾客就马上说:"你先去招待其他的顾客吧,我确实需要多比较一下。"然后小王说了抱歉之后,就去接待其他的顾客了。

接待顾客的时间总是过得非常快,当大部分顾客都已经交费离开店的时候,小王突然想起了那位一直选板材框的顾客没有接待呢。可是环顾门店里,那位顾客早就已经不在店里了。

小王和其他的营业员见到店里暂时没有顾客,就开始打扫门店。之后一直到晚上打烊前,小王和其他的店员开始点柜。当小王点到板材框柜台的时候,发现了一副镜框很奇怪。

小王平时就负责这个柜台,对这个柜台内的商品非常熟悉。店里的镜框上都贴有价签,价签都是一次性贴好的,不会再次贴。有副板材框虽然有价签,但是价签没有贴在镜腿上,而是放在两条镜腿中间。而且两条镜腿的叠放方法也不是我们店里的叠放方法。

小王拿出眼镜进行了检查,发现这副并不是门店里的眼镜,这是怎么回事呢?小王打开了当天的监控录像,发现了是自己最早接待的那位顾客趁着店员正在忙乱的时候,把柜台里的眼镜取下来价签,将价签放在了自己的眼镜腿上,摆放在了柜台里。

当然这种事件表面上看是突发的,但是也不能排除是顾客蓄意行为,作为眼镜营业员,我们必要的时候对每一位顾客都应该给予跟随性的服务,避免这样的事情发生,如果真的是顾客太多忙不过来的话,最好可以请后来的顾客暂时等待,或者请休息的同事过来帮忙。

3. 顾客使用假冒代金券 这个事件的发生比较有意思,我们在做活动的时候总是会印制一些代金券。对于顾客来说,使用这样的代金券比平时的打折还要便宜一些,所以很多顾客更加愿意购买代金券后再进行购物,当然也有一些顾客自己使用假冒的代金券来骗取我们的商品。

➢ **案例**

曾经有一位顾客拿着一张500元的优代金券来到店里希望购买一副399的太阳镜,营业员接到顾客的代金券之后,开始并没有注意有什么异样,因为印制的500元的代金券比较常见,不过仔细看过之后就发现了问题。虽然这样券上盖有印章,但是券上的编码比较奇怪,店员马上上网查询了券的代码,发现根本没有这个代码。眼镜营业员已经知道了这是一张假券,这时候我们需要冷静下来,最好不要当场揭发顾客,因为我们不知道这个券到底是顾客购买时被别人欺骗的,还是顾客自己伪造的。

聪明的营业员思考了一会儿对顾客说:"您的这张券不可以在店里使用。您的代金券是自己购买的还是别人送您的啊?"

这样说其实是试探性地询问顾客的情况,同时给顾客一个台阶下。

这位顾客好像心中有愧,不好意思地取回了自己的代金券离开了。

为了避免这样的问题,眼镜店在制作每一张代金券的时候除有公司的专用章之外,还需要领导的签字,并且规定好特殊的编码,防止的就是顾客恶意的欺诈行为。还要注意的是,当眼镜店发行代金券的时候,最好可以提醒广大消费者购买代金券的正确途径,不要贪图便宜购买假冒的代金券。

4. 其他行为。

➢ **案例一**

某天,一位顾客来到店里,在我们店验配了一副绿膜(绿色膜层)树脂镜,营业员给顾客看了样品,顾客很满意,商定了价格后,顾客交款拿着取镜凭证离开了眼镜店。

等到取镜的时候,这位顾客试戴了眼镜,感觉还挺清晰的,然后又检查了镜片,是绿色膜层。

可是顾客感觉镜片的膜层和当时看到的样片膜层不同，就询问店员，希望和样片的膜层颜色进行对比，对比的结果确实有一些颜色的差异。

店员也和顾客进行了解释，膜层的颜色有小的差异是比较正常的，不会影响到您的正常使用的。可是顾客就是不同意这样的说法，坚持认为我们的镜片不是当时他要购买的镜片。

顾客希望我们给他更换与样片膜层一样的镜片。我们和镜片厂商取得联系后，帮助顾客重新订制了一副，并且对厂商提出要求，镜片的膜层要和样片膜层颜色一模一样。

眼镜再次加工好了之后顾客又来到了店里，这次顾客仔细对比了镜片上的膜层差异，是相同的了。可是眼镜架由于再次安装镜片，在锁紧口的螺丝上有一点点儿掉色，顾客对镜框又不满意了，对我们说，眼镜还没有戴过，现在有掉漆的问题，希望我们更换一副新的镜框。营业员给顾客更换了新镜框。

事情过去了大概不到5天，顾客再次来到店里，对我们说，眼镜在配戴的时候总是有声音发出，好像是镜片要裂开的样子。营业员检查了眼镜后发现了问题，是由于镜片与镜圈的正常摩擦引起的，是正常现象，一段时间后就没事了。顾客又说其他的朋友没有这种情况，自己的眼镜就有这样的情况，不知道怎么回事。如果不能解决，他希望退货。

营业员说："如果对您的镜框款式不满意可以在7天内进行换货或者退货，可是您的镜片因为已经加工了不能退货。"

顾客马上就说："好的，我要更换镜框。不过呢，我经过5天的试戴，感觉度数不舒服，是你们的验光给我的度数错了，你们要负责。我听我的朋友说过，如果度数不合适你们得负责任，要赔偿给我。"

营业员说："这样，我给您再次检查一下您的视力，您看可以吗？"

顾客说可以，然后配戴眼镜看视力值的结果是非常好的，可是顾客就是说自己看不清，要求我们给他换片。

再次验光结果和上一次一样的，但是顾客说度数虽然一样，但是你们给我的镜片我就是看不清，你们要给我换片。

最后我们给他更换了镜架，又更换了镜片。拿到新镜框和镜片的顾客又再次要求我们给他赔偿损失，理由是为了配这个眼镜前前后后来到店里很多次，耽误了他的工作，要求我们给予他赔偿金。

不过我们没有同意顾客的赔偿要求，顾客非常生气地离开了门店，走的时候还说"等着瞧"来威胁我们。

后来顾客带来了几个人坐在店里不让其他的顾客进门，严重地影响了我们的正常经营。我们的店员提出要报警，顾客就带着他的朋友离开了门店。后来这些人也没有再来。

作为眼镜店的营业员来说，我们日常从事的就是销售服务的工作，我们力争为每一位进店的顾客提供最好的服务。当出现顾客蓄意挑衅的时候,我们应该通过我们的服务将问题化解。

如果问题不能得到解决,或者在解决的过程中出现了一些特殊情况,我们应该拿起手机用摄像头记录下来所发生的事情作为以后处理事情的依据。

通过这个案例我们发现:

首先膜层的差异比较小,不同批次生产商品,有一点儿差异是正常的。顾客不能理解可能是因为我们在销售的时候给了顾客过高的期望值。

其次镜架的锁紧口出现一小点儿掉色,这是因为在加工的时候装取镜片就需要拆螺丝、装螺丝,很容易造成这样的问题,当然,如果小心地拆卸也是可以避免的,还有就是尽量在选择镜架的时候为顾客挑选金属纯色的镜架,不要挑选那些喷漆的镜架或者烤漆的镜架,可以减少因为拆卸掉色的问题。

最后我们发现顾客不满意镜架希望退货的时候,认为就是要连带镜片一起退的。得知镜片不能退,自然又会想其他的办法,故意说戴镜不舒服。

面对这种顾客,有时候最好的办法就是直接给他退货,没必要和这样的顾客再计较下去。更可气的是顾客还叫了朋友来店里捣乱,这就更加没有道理了,报警可能是最好的处理办法。

➢ 案例二

一天,一位女性顾客来到店里和我们购买一款可以有效防止紫外线的太阳镜,因为夏天到的时候,希望到海边去游玩,选一副太阳镜可以很好保护自己的眼睛。

我们推荐给了顾客比较好的防护紫外线的太阳镜,价格是500元。顾客交了现金请我们帮她把眼镜清洗好后,放在了镜盒里,并且还和我们仔细咨询了太阳镜应该如何保养等问题。

营业员都为顾客作了详细的解说,同时还强调了这样的太阳镜对紫外线有100%的防护作用,可以对眼睛有非常好的保护,同时还可以防止风沙,配戴起来还特别有范儿。

顾客购买太阳镜5天后,再次来到店里,希望我们给她更换一副,因为她觉得这样的款式自己不满意,她的很多朋友都说这副眼镜不好看,还有就是戴这副眼镜感觉不舒服。

因为时间在我们的更换时间内,我们帮助她更换了一副同样价格的眼镜,顾客走了大概3天后再次来到店里说感觉这副还是不太满意,这次我们又详细帮助她选择了一副,不过这副眼镜比原来的眼镜价格便宜,我们重新写单,给顾客退了差价。顾客走后大概过了5天又来到店里,说是自己不想要太阳镜了,希望退掉眼镜,然后找出来眼镜上存在的很多问题,当然都是借口,眼镜没有任何问题,顾客就是希望退掉。

营业员已经受不了这位顾客的刁难了,最后直接给顾客退了太阳镜。

后来我们通过很多途径才了解到顾客想退掉太阳镜的真实的原因,原来顾客就是希望在去海边的时候配戴太阳镜,去海边玩是公司安排的免费的活动,如果自己购买一副太阳镜就戴 3 天有点儿浪费,就想出来购买一副太阳镜,等使用结束后,再找借口退掉眼镜的办法。

营业员面对这样的顾客也很无奈,但是毕竟这种顾客是极少的。不要因为有这样的顾客存在而改变我们为每一位顾客服务的热心。我们要相信顾客都是真心来购买商品的。换个角度来讲,顾客在我们店里进行了蓄意挑衅,对我们来说未必不是一件好事呢,通过这样的事情我们可以总结出来我们目前存在的问题,对我们改善购物环境、提升服务品质,以及面对投诉的解决能力都是有帮助的。

在我们面对蓄意挑衅事件的时候,也同时需要注意的是,在我们平时工作中应该多学习一些相关法律法规常识,学会运用法律来保护自己的权利。

学习了顾客的蓄意事件处理,我们回头看一下本章开头遇到的那位顾客,他来配镜,我们的资料无法查询到。顾客又不愿意让我们给他验光,这样的顾客该怎么处理呢?

这个案例真实发生过,在店里这位顾客的态度极其恶劣,脾气还很大,店里面当天上班的都是小姑娘,都很怕顾客,不知道顾客到底想要干什么。我们的店长和经理取得了联系。半小时后经理赶到了门店,幸运的是经理认出了顾客,顾客也认识经理。

经理与顾客谈了一段时间,了解了相关的情况,然后由经理亲自帮助顾客验光,挑选镜架镜片,给了一个会员的优惠价格,最后顾客很满意,走的时候希望取眼镜的时候还由经理为他调整。

这个案例中,我们的经理能够轻松地处理这个事件,很多时候是因为互相认识比较好说话,更重要的是我们的经理一下就看出来了顾客行为背后的真正目的是希望我们找个经验丰富的人帮助验光,找个有经验的人帮助挑选镜架,找个有权力的可以给自己多优惠。

我们在日常工作中面对顾客的蓄意行为时,要保持冷静的头脑,分析顾客的行为背后的目的所在,在案例中即使顾客和经理互相都不认识其实也没有关系,因为每一位优秀的营业员都了解,顾客有蓄意,一定有目的。冷静地分析顾客的行为,找到顾客的真实目的,问题很容易就可以解决。

五、实施步骤

(一)情景模拟引入眼镜店接待投诉案例。

(二)请同学们扮演投诉者和接待员。

(三)根据情景表演,提出学习问题。

1. 蓄意挑衅事件的种类。

2. 蓄意挑衅事件的解决。

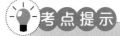

考点提示

1. 顾客的哪些行为属于蓄意挑衅?

2. 如何应对顾客的蓄意挑衅?

（四）学生分组、讨论、归纳、教师指导。

蓄意挑衅事件的发生原因	如何处理蓄意挑衅事件

（五）学生练习

1. 学生分组,其中一组充当顾客,另一组充当销售人员。

2. 学生填空训练。

（六）教师就学习内容总结提炼。

六、练习及评价

（一）眼镜店发生蓄意挑衅事件的原因分析（　　　　）、（　　　　）、（　　　　）
（　　　　）。

（二）角色训练

1. 将全班同学分为两组,一组充当顾客,一组充当销售人员。

2. 分别给予不同的投诉内容。

3. 教师从旁指导。

（三）根据不同的投诉内容给予分类,然后给出不同的处理方法。

分组	蓄意挑衅事件种类	处理的办法	处理的效果
1			
2			
3			
4			

七、本课程实施过程中常见的问题

1. 蓄意挑衅事件扮演过程中很可能情绪过于激烈,不好控制。

2. 面对蓄意挑衅事件无法处理。

（赵安山　连捷）

第一篇　店　铺　认　知

情境一　认知眼镜行业

任务一 ●●●

1. B　　2. C

任务二 ●●●

1. B　　2. C

任务三 ●●●

1. B　　2. D

任务四 ●●●

1. D　　2. E

情境二　货　品　管　理

任务二 ●●●

1. 该店客单量同比趋势表现如何？反映该店应在哪些方面进行提升？

该店客单量同比略有下降。

今后经营中应考虑增加企业宣传、提升专业服务质量。也可以考虑适当调整价格,开展某些产品的促销等提升客单量。

2. 单价的单项提升是否对门店经营存在隐患,门店应该如何应对？

单价的单项提升对门店经营存在隐患。

应对措施:单价提升要防止影响客源。要积极开展专业技术服务、提供赠品和免费服务等。

3. 该店存在哪些问题,如何解决？

该店产品单价提高,客单量同比下降,说明价格升高对客源有影响。要适当考虑价格调整和采取促销措施保证经营的持续发展。

情境三　门　店　设　计

任务一 ●●●

1. 答案要点:符合目标市场定位、表现眼镜店的专业性、针对顾客心理变化,决定店内外布置和商品分布、照顾目标顾客的预期购物体验、得体的外观形象、恰当的商品陈列、色彩、灯光设计等。

2. 答案要点:经营成本、店堂布局、品牌形象、商品价位等。

3. 答案要点:环境气氛、灯光色彩设定、眼镜陈列、商品种类等因素分析。

4. 答案略。

任务二 ●●●

1. 答题要点:抓住顾客眼球、展示热卖产品、建立并强化公司形象和价值、刺激购买欲等。

2. 答案略。

第二篇　眼　镜　产　品

情境一　认知配镜产品

任务一 ●●●

项目一

　1. D　　2. B　　3. C

项目二

　1. B　　2. D

项目三

　　A

任务二 ●●●

项目一

　1. B　　2. C　　3. D　　4. D　　5. C　　6. C　　7. C　　8. C　　9. D　　10. A

项目二

　1. B　　2. D　　3. D　　4. D

项目三

1. C　　2. B　　3. A　　4. C　　5. A　　6. A　　7. D　　8. D　　9. D　　10. A

情境二　认知常见功能性镜片

任务一 ●●●

一、单选题

　1. B　　2. B　　3. B

二、问答题

略。

任务二 ●●●

一、单选题

　1. D　　2. C　　3. A

二、问答题

略。

任务三 ●◦◦

一、单选题

1. C　　2. D　　3. A

二、问答题

略。

任务四 ●◦◦

项目一

1. A　　2. A　　3. C

项目二

1. A　　2. D

项目三

1. A　　2. B　　3. C　　4. D　　5. A

第三篇　门　店　运　作

情境一　服　务　规　范

任务一 ●◦◦

1. E　　2. E

任务二 ●◦◦

E

情境二　流　　程

答案略。

第四篇　眼　镜　销　售

情境一　销　售　方　法

任务一 ●◦◦

1. B　　2. C

情境二　销　售　技　巧

任务一 ●◦◦

项目一

B